己的中医

艾灸轻松学

赵春杰◎主编

 贵州科技出版社

图书在版编目（CIP）数据

艾灸轻松学 / 赵春杰主编. —— 贵阳 : 贵州科技出
版社, 2022.7
　　（"做自己的中医"系列丛书）
　　ISBN 978-7-5532-1053-7

Ⅰ . ①艾… Ⅱ . ①赵… Ⅲ . ①艾灸 Ⅳ . ①R245.81

中国版本图书馆CIP数据核字（2022）第070397号

做自己的中医　艾灸轻松学

ZUO ZIJI DE ZHONGYI　AIJIU QINGSONG XUE

出版发行	贵州科技出版社	
地　　址	贵阳市中天会展城会展东路A座（邮政编码：550081）	
网　　址	http://www. gzstph. com	
出 版 人	朱文迅	
经　　销	全国各地新华书店	
印　　刷	水印书香（唐山）印刷有限公司	
版　　次	2022 年 7 月第 1 版	
印　　次	2022 年 7 月第 1 次	
字　　数	320千字	
印　　张	14	
开　　本	710 mm×1000 mm　1/16	
书　　号	ISBN 978-7-5532-1053-7	
定　　价	77.00元	

天猫旗舰店：http://gzkjcbs. tmall. com

京东专营店：http://mall. jd. com/index-10293347. html

前　言

　　艾灸是我国传统医学的奇葩，承载着中国古代人民同疾病做斗争的经验和理论知识，是在古代朴素的唯物论和自发的辩证法思想指导下，通过长期医疗实践逐步形成的传统自然疗法，有着简便易行、疗效显著的特点。随着人们自我保健意识的不断增强，艾灸这种既可保健养生，又可治疗疾病的绿色生态自然疗法越来越受到人们的欢迎。

　　我们说艾灸是一种神奇的疗法，因为它的确有很多不同凡响之处。

　　首先，艾灸的适应范围十分广泛。艾灸在中国古代是治疗疾病的主要手段之一。用中医的话说，它有温阳补气、温经通络、消瘀散结、补中益气的作用。艾灸广泛用于内科、外科、妇科、儿科、五官科疾病的治疗，尤其对乳腺炎、前列腺炎、肩周炎、盆腔炎、颈椎病、糖尿病等有特效。

　　其次，艾灸具有奇特的养生保健作用。用灸法预防疾病，养生延年，在我国已有数千年的历史。《黄帝内经》"大风汗出，灸譩譆穴"，说的就是一种保健灸法。《庄子》记载圣人孔子"无病而自灸"，也是指用艾灸养生保健。灸法抗癌研究还表明艾灸可以使皮肤组织中潜在的抗癌作用得到活化，能起到一定的治癌抗癌作用。

近年来，随着人们对艾灸疗效独特性的认识，艾灸重新得到了医学界的重视，对其的现代化研究的步伐也在加快。艾灸治疗仪是传统艾灸材料与光电仪器的结合，在现代新型热源的作用下（如红外线、磁疗）充分发挥了艾的药物效用，并具有使用方便、操作简单、不会烧灼皮肤产生瘢痕的特点。

　　本书以疾病为纲，精选了日常生活中常见的病症和亚健康状态，系统全面地介绍了艾灸的功效作用、使用器具、操作技巧、动作示范以及注意事项等几个方面，还对和艾灸紧密相连的经络、腧穴用图文进行了清晰的解释，配以真人操作示范图，让读者一看就懂、一学就会。本书实用性、可操作性强，是现代家庭养生保健、防病治病的必备工具书。

　　编者在本书的写作过程中参阅了国内外同行的研究成果，对在本书中所引用的文献资料的作者，在此表示深深的感谢！由于篇幅所限，有些研究成果的出处未能详尽列举，敬请谅解。由于作者水平有限，不足之处在所难免，敬请专家学者指正。

编　者

2022 年 4 月

目录

第三章

健康"艾"中来，对症艾灸特简单

第四章

灸到痛自消，舒筋活络筋骨通

第五章

"艾"护女性，呵护孩子

第六章

关"艾"中老年人，健康长寿身体棒

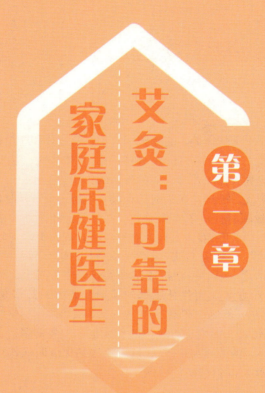

第一章

艾灸：可靠的家庭保健医生

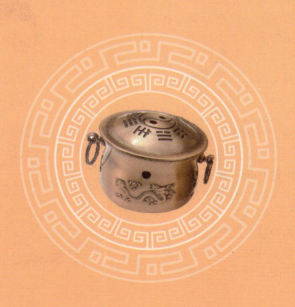

艾灸的起源和发展

　　艾灸是我国医学史上的奇葩。艾灸施于穴位，通过热和能量输入，引起人体"应激反应"，使经脉更好地发挥行气血、和阴阳的整体作用，从而达到疏通脏腑，加速皮肤血液循环，提高人体免疫力，防治疾病的作用。

　　艾灸能健身、防病、治病，在我国已有数千年历史。春秋时代的《诗经·采葛》载"彼采艾兮"，战国时代孟子《离娄》曰，"犹七年之病，求三年之艾也……艾之灸病陈久者益善"。可见，我国人民在春秋战国时代即重视艾灸，艾灸已颇为流行。《三国志·华佗传》载："病若当艾（艾灸），不过一两处，每处不过七八壮。"（按：医用艾灸，灸一次谓之一壮，一壮捻成艾绒如雀屎大，谓之艾炷，艾叶越陈越好。）至晋代葛洪的《肘后方》、唐代孙思邈的《千金要方》都很重视艾灸的保健防病作用。如《千金要方·灸例》中载："凡入吴蜀地游宦，体上常须三两处灸之，忽令灸疮暂瘥，则瘴疫、温疟、毒气不能着人也。故吴蜀多行灸法。"说明当时人们已普遍采用灸法来预防传染病。宋代以后灸法的保健防病作用日益受到重视，窦材的《扁鹊心书》就是以灸法防治疾病的专著。

　　我们说艾灸是一种神奇的疗法，因为它的确有很多不同凡响之处。首先，艾灸疗法的适应范围十分广泛。艾灸在中国古代是治疗疾病的主要手段之一。用中医的话说，它有温阳补气、祛寒止痛、补虚固脱、温经通络、消瘀散结、补中益气的作用。它广泛用于内科、外科、妇科、儿科、五官科疾病，尤其对乳腺炎、前列腺炎、肩周炎、盆腔炎、颈椎病、糖尿病等有特效。其次，艾灸具有奇特的养生保健作用。用灸法预防疾病、养生延年在我国已有数千年的历史。《黄帝内经》"大风汗出，灸谚谚穴"，说的就是一种保健灸法。灸法抗癌研究还表明艾灸可以使皮肤组织中潜在的抗癌作用得到活化，能起到一定的治癌抗

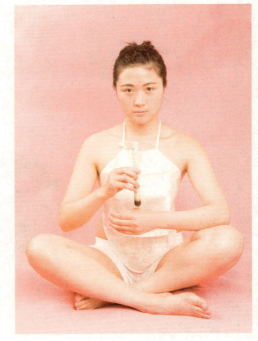

癌作用。

近年来，随着人们对艾灸疗效独特性的认识，艾灸重新得到了医学界的重视，现代化研究的步伐也在加快。现代的温灸疗法，并不直接接触皮肤，而是采用艾条悬灸、艾灸器温灸和药物温灸的方式来治疗疾病和保健养生，其疗效也大大提升，并具有使用方便、操作简单、不会烧灼皮肤产生瘢痕的特点。艾灸正逐渐进入人们的生活，踏入现代养生保健的医学舞台，成为现代防病、治病、养生保健的一颗闪耀的星星。

认识艾草、艾绒和艾条

百草之王：艾草

艾草，又称冰台、遏草、香艾、蕲艾、艾蒿、艾、灸草、医草、黄草等。多年生草本或略成半灌木状，植株有浓烈香气。茎单生或少数，褐色或灰黄褐色，基部稍木质化，上部草质，并有少数短的分枝。叶厚纸质，上面被灰白色短柔毛，基部通常无假托叶或具极小的假托叶，上部叶与苞片叶羽状半裂。头状花序椭圆形，花冠管状或高脚杯状，外面有腺点，花药狭线形，花柱与花冠近等长或略长于花冠。瘦果长卵形或长圆形。花果期9—10月。全草入药，有温经、祛湿、散寒、止血、消炎、平喘、止咳、安胎、抗过敏等作用。艾叶晒干捣碎得"艾绒"，可制成艾条供艾灸用。

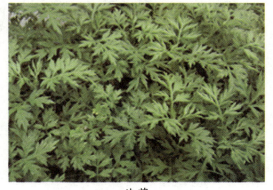

艾草

艾绒

在艾灸中，艾绒是最主要的材料。它是由艾叶经过加工制作而成。艾叶中有一些粗梗和灰尘等杂质，不利于燃烧，所以需要加工。古代通常是将艾叶风干后，放在石臼、石磨等加工工具中反复捣捶和碾轧，然后反复筛除，将其中的粗梗、灰尘等杂质去掉，只剩下纯粹的艾纤维，即艾绒。其色泽灰白，柔软如绒，易燃而不起火焰，气味芳香，适合灸用。

艾绒的质量对艾灸效果有较大影响。劣质的艾绒不细致，杂质多，燃烧时火力较强，容易产生灼烧的痛苦，不利于治疗。好的艾绒应当是火力温和持久，穿透力强，这样才能达到治疗效果。艾绒根据加工的精细程度可分为粗艾绒和细艾绒。0.5千克艾叶经初步加工可以得到0.3千克左右的艾绒，称为粗艾绒，用于普通的艾灸。粗艾绒再经过晒、捣捶、筛选，可以得到0.1千克左右的艾绒，颜色变成土黄色，称为细艾绒，一般用于直接灸。艾绒是制作艾条的原材料，也是灸法所用的主要材料。

艾绒又分为青艾绒、陈艾绒和金艾绒3种。一般来说，用青艾绒施灸，火烈且有灼痛感，而用陈艾绒施灸，灸火温和，灸感明显，疗效好。《本草纲目》里说："凡用艾叶，须用陈久者，治令软细，谓之熟艾；若生艾，灸火则易伤人肌脉。"所以，在选用艾绒时，应该用陈艾绒而不用青艾绒。中医医师会根据病因选用青艾绒或陈艾绒。金艾绒为艾绒中的极品，用途广泛，但价格贵。家庭使用艾绒时，最好选用陈艾绒，因为其艾火温和，不会造成灼伤。

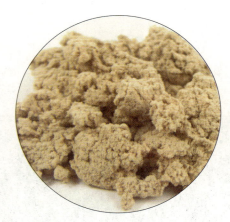

金艾绒

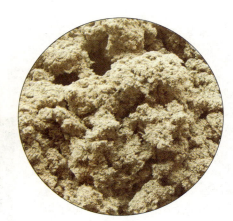

陈艾绒

如何选择、识别艾绒呢？

一捏，好的艾绒中没有枝梗或其他杂质，用拇指、食指和中指捏起一撮，能成形。

二观，陈艾绒的颜色应该是土黄色或金黄色，艾绒中杂有绿色的，说明是青艾绒。

三闻，陈艾绒闻起来有淡淡芳香，而青艾绒闻起来有青草味。

四看，好的艾绒燃出的艾烟为淡白色，不浓烈，气味香，不刺鼻，用其制成的艾条在点燃后，燃出的艾烟是向上飘的。

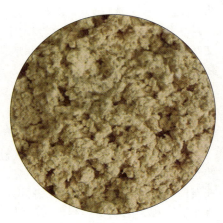

青艾绒

艾条

　　艾条是用棉纸包裹艾绒制成的圆柱形长卷，直径一般在 4 ~ 50 毫米之间，最常见的直径为 18 毫米。长度一般在 2 ~ 300 毫米之间，最常见的长度为 200 毫米。长度小于 80 毫米的艾条，可称艾炷、艾段。艾条按陈放年份分为陈艾条（艾绒陈放几年叫作几年陈艾条，比如经常见到的 3 年陈艾条、5 年陈艾条）、艾条；按排出的烟分为有烟艾条、无烟艾条、微烟艾条；按成分分为纯艾绒艾条、药艾条；按长短分为长艾条、短艾条、艾炷、艾坨；按制成的形状分为梅花艾条、菱形艾条、艾管。
　　劣质艾条会危害人们的身心健康，所以在挑选艾条时，一定要认真辨别。
　　一看成色：好艾条一般采用陈艾绒精心制作，艾绒提取比例高（特级艾条艾绒提取比例是 45 ∶ 1，即 45 千克艾叶提取 1 千克艾绒），无杂质，艾绒细腻均匀，色如黄金；劣质艾绒，其粉尘冲鼻，杂质、枝梗占绝大部分，成分粗糙，色泽暗淡。
　　二捏实度：好艾条用料十足，端口紧实细腻，密实度好，燃烧更全面，温灸更到位；劣质艾条偷工减料，包装松散，燃烧不全面，药性不均匀。
　　三观艾火：好艾条是真正的纯阳之火，火力持久，渗透力强，疗效更好；劣质艾条杂质、枝梗、粉尘多，燃烧速度缓慢，火力不能直透经络，无法起到治疗作用。
　　四闻艾烟：好艾条气味浓而不呛，艾烟淡白，还有一股清香；劣质艾条的气味较淡，但非常刺鼻，燃烧的杂质成分所产生的烟雾对人体健康有害。

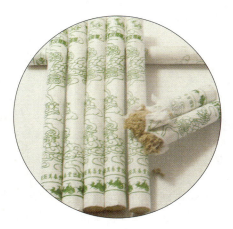

艾条

巧识施灸工具

　　施灸工具即艾灸器，指盛放点燃的艾绒在穴位或特定部位上进行熨灸或熏灸的一种器具。用艾灸器施灸在我国有着悠久的历史，早在晋代葛洪的《肘后备急方》中就有记载，"取干艾叶一斛许，丸之，纳瓦甑下，塞余孔，唯留一目。以痛处着甑目下，烧艾以熏之，一时间愈矣。"至唐代则出现了以细竹管和苇管作为灸器的温管灸，或称筒灸。如《备急千金要方》载有："截箭竿二寸，内（纳）耳中，以面拥四畔，勿令泄气，灸筒上七壮。"当时，温管灸主要用于治疗口眼歪斜和耳病。明代龚信的《古今医鉴》中，提到以铜钱作为施灸工具的。

　　到清代，出现了专用的施灸工具，诸如灸板、灸罩及灸盏等。灸板、灸罩均见于高文晋的《外科图说》，前者为穿有数孔的长板，上可置艾绒，用以施灸；后者为圆锥形罩子，上有一孔，罩于施灸的艾炷之上。灸盏载于雷丰（字松存，号少逸）的《灸法秘传》："四周银片稍厚，底宜薄，须空数孔，下用四足。将盏足钉有生姜片上，姜上亦穿数孔，与盏孔相当，俾药气可透入经络脏腑也。"除此之外，还出现核桃壳灸等。

　　到了现代，施灸工具取得前所未有的进展。目前，临床上常用的就有艾灸盒、艾灸罐、温架灸、温筒灸和温管灸等。值得一提的是，借助现代科学技术，人们还研制出各种不以艾火作为刺激源的非艾灸器。

艾灸盒

　　艾灸盒又叫温灸盒，是艾灸的首选器具，并由于其体积小，操作简单方便，集养生防病、治病和美容养颜于一身，一直以来深受家庭养生者的青睐。艾灸盒是通过艾火的热力渗透肌肤，以温通经络，行气活血，祛湿逐寒，温经止痛，平衡阴阳，促进血液循环，调整脏腑功能，促进新陈代谢，增强抵抗力。近年来，随着科学技术的进步，艾灸盒也有了众多升级换代产品，新科技艾灸盒，无烟无痛，不怕灼伤人体，不怕污染环境，

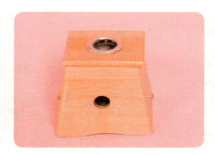

艾灸盒

具有人体工学设计特性，佩戴便利，还能实现 1 ~ 8 小时任意时长的灸疗，受到新生代艾灸养生人士的喜爱。

艾灸罐

　　艾灸罐是艾灸所用的器具，是盛放艾绒、艾炷的载体。把点燃的艾绒、艾炷放在艾灸罐里，然后通过艾灸罐对人体施灸。因艾灸罐使用便捷，故它是人们在日常艾灸时的重要器具。

　　因制作材料多样，故艾灸罐大致分为不锈钢、铜制、木制等。艾灸罐为圆柱体，直径7～9厘米，高7～10厘米。

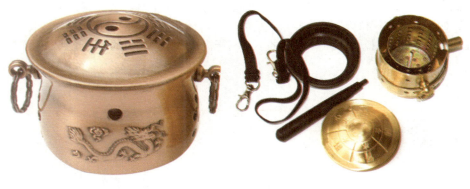

大艾灸罐　　　　　　　　　　　　　　　　小艾灸罐

冬病夏治用艾灸

　　冬病夏治是中医的一种重要特色疗法。所谓"冬病夏治"，是指对一些因阳虚、外感六淫之邪而导致的某些好发于冬季，或在冬季加重的疾病，在夏季阳气旺盛，病情有所缓解时，辨证施治，适当地内服和外用一些方药，以增强抗病、祛邪能力，预防和减少疾病在冬季来临时发作，或减轻其症状。

　　一切中医所指的虚寒性疾病都可采用冬病夏治的方法治疗，如哮喘、慢性支气管炎、过敏性鼻炎、慢性咽喉炎、慢性扁桃体炎、反复感冒、慢性胃炎、慢性结肠炎、慢性腹泻与痢疾、风湿与类风湿性关节炎、肩周炎、颈椎病、腰腿痛、冻疮、手足发凉、男子阳痿和早泄、女子宫寒、老年畏寒以及脾胃虚寒类疾病等。

那么，为什么在三伏天艾灸能够治病呢？根据中医理论，夏季万物生长繁茂，阳气盛，阳气在表，夏季养生宜以养阳为主，此时毛孔开泄，运用艾灸可使腠理宣通，驱使体内风、寒、湿邪外出，是内病外治、治病求本的方法。它主要通过以下4个方面起作用：一是局部的刺激作用，局部的药物刺激通过神经反射激发机体的调节作用，使机体中的某些抗体形成，从而提高机体的免疫机能，对一些过敏性疾病可起到防治作用；二是经络的调节作用，即温经通络、行气活血、祛湿散寒的作用，而且通过经络的调节，达到补虚泻实、平衡阴阳、防病保健的作用；三是药物本身的作用，即药物通过皮肤渗透至皮下组织，在局部产生药物浓度的相对优势，发挥较强的药理作用，同时通过药物对局部穴位的刺激激发全身经气，发挥最大的药理效应；四是利用"三伏天"这全年最热的时段、人体阳气最盛的时候，刺激人体穴位，并通过药物的作用，起到一个良性的、有利于机体增强抵抗力的、扶正祛邪的作用。

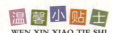

根据"天人合一""春夏养阳，秋冬养阴"的理论，每年的三伏天阳气正旺之时，是冬病夏治的最佳时机。三伏天是全年中天气最热、阳气最盛的阶段，在此期间，人体腠理疏松、经络气血流通，有利于药物的渗透和吸收。利用这一有利时机治疗某些寒性疾病，能最大限度地祛风祛寒，祛除体内沉疴，调整人体的阴阳平衡，预防旧病复发或减轻其症状，并为秋冬储备阳气，令人体阳气充足，至冬至时则不易被严寒所伤。

清楚灸法巧施灸

艾条灸

艾条灸是将艾条点燃后置于腧穴或病变部位上进行熏灼的艾灸方法，一般又分为温和灸、回旋灸和雀啄灸3种。

1. 温和灸

将艾条点燃的一端对准施灸部位，距皮肤1.5～3厘米，使施灸部位温热而无灼痛感。每穴灸 15 分钟左右，以皮肤出现红晕为度。对昏迷或局部知觉减退者，需随时注意局部温热程度，防止灼伤。近年来出现各种灸疗架，可将艾条插在上面，固定施灸。这种灸法的特点是，温度较恒定和持续，对局部气血阻滞有散开的作用，主要用于病痛局部灸疗。

2. 回旋灸（又称熨热灸）

将艾条点燃的一端接近施灸部位，距皮肤 1.5 ～ 3 厘米，平行往复回旋施灸。一般灸 20 ～ 30 分钟。这种灸法的特点是，温度渐凉渐温互相转化，除对局部病痛的气血阻滞有消散作用外，还能对经络气血的运行起到促进作用，故对灸点远端的病痛有一定的治疗作用。

3. 雀啄灸

将艾条点燃的一端对准施灸部位，似鸟雀啄米状，一上一下地进行施灸。多随呼吸的节奏进行雀啄。一般可灸 15 分钟左右。这种灸法的特点是，温度突凉突温，对唤起腧穴和经络的功能有较强的作用，因此适用于灸治远端的病痛和内脏疾病。

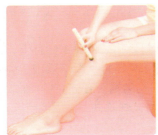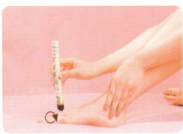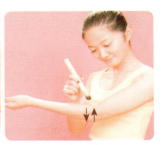

温和灸　　　　　　　　回旋灸　　　　　　　　雀啄灸

艾炷灸

将点燃的艾炷置于腧穴或病变部位上进行烧灼或温烤的一种艾灸方法。施灸时艾炷的大小、多少，应根据疾病性质、病情轻重、施灸部位和年龄大小综合考虑。如初病体质强壮，艾炷宜大，壮数宜多；久病体质虚弱，艾炷宜小，壮数宜少；头面、胸部不宜大炷多壮；腹部、腰背则艾炷宜大，壮数宜多；四肢末端皮薄骨多，不可多灸；肩背和四肢皮厚肉多之处，多灸无妨。妇孺宜少，壮男可多。

艾炷灸包括直接灸和间接灸 2 个大类。

1. 直接灸

直接灸是将艾炷直接放在皮肤上点燃施灸，又称着肤灸。其可分为瘢痕灸和非瘢痕灸。

瘢痕灸在临床上又名化脓灸，属于烧灼灸法，是用蚕豆大或枣核大的艾炷直接放在穴位上点燃施灸，烧灼局部组织，施灸部位往往被烧红起疱。灸后患者需服用药物，或用桃木煎水洗烧灼处，使其产生无菌性化脓现象（灸疮）。施灸前，要注意患者体位的平正和舒适，以及所灸穴位的准确性。局部消毒后，可涂大蒜液或凡士林，以增加艾炷对皮肤的黏附力。点燃艾炷后，患者一般会因烧灼感到剧痛，为了减轻疼痛，可轻轻拍打局部，亦可用麻醉法来防止疼痛。灸完一壮后，用纱布蘸冷开水抹净所灸穴位，再依前法灸之。灸满所需壮数后，可在灸穴上敷贴消炎的膏药，每天换一次。也可用桃木煎水洗数天，其后即现灸疮。停灸后 3 ~ 4 周灸疮结痂脱落，留有瘢痕。本法适用于虚寒证，实热证和虚热证不宜用，头面、颈项不宜用，每次用穴不宜多。如用麦粒大的艾炷烧灼穴位，痛苦较小，可连续灸 3 ~ 7 壮，灸后无须膏药敷治，称为麦粒灸，适用于气血两亏者。

非瘢痕灸属于温热灸法，点燃艾炷后，当患者感到烫时，即用镊子将艾炷夹去或压灭。连续灸 3 ~ 7 壮，以局部出现红晕为止。此种灸法灸后不发灸疮，无瘢痕，易为患者接受。

2. 间接灸

间接灸是在艾炷与皮肤之间用药物制品衬隔，又称隔物灸。常用的有以下几种。

隔姜灸。将生姜切成约 1 厘米厚的片，用针在其中间穿几个孔，再置于穴位上，把艾炷放在姜片上点燃施灸。适用于风寒咳嗽、虚寒腹痛、呕吐、泄泻、风寒湿痹等寒湿阻滞者。

隔蒜灸。将独头大蒜切成约 1 厘米厚的片，中间以针刺数孔，再置于穴位上，把艾炷放在蒜片上点燃施灸。每穴每次可灸 5 ~ 7 壮，隔 2 ~ 3 日 1 次。适用于痈疽未溃、瘰疬、肺痨等寒湿化热者。如用大蒜捣成泥糊状，均匀铺于脊柱 (大椎至腰俞) 上，约 1 厘米厚、6 厘米宽，周围用棉皮纸封固，然后将艾炷置其上，点燃施灸，则称为铺灸法，可用于治疗虚劳顽痹。

隔盐灸。将干燥食盐块研细末，撒满脐窝，在盐上面置放生姜片和艾炷施灸。适用于寒证吐泻、腹痛、癃闭、四肢厥冷等寒滞气虚者，本法有回阳救逆的作用。此外，还有隔附子、隔胡椒等间接灸法。

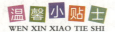

根据应灸腧穴的位置，令患者采取适当体位，使该部位易于暴露，又能舒适持久。用温和灸法，可在点穴后随即施灸；如用烧灼灸法，则应在局部消毒后进行。施灸时，要注意灸火温度和患者耐受情况，不可过量。灸后要擦净皮肤上的艾灰，并检查有无火星洒落，以免烧毁衣物。施灸部位较多时，宜按照先上后下、先左后右的顺序进行。有时则可先灸主穴，后灸配穴。一般情况下，施行温和灸法只需局部有温热感，施行烧灼灸法则局部有灼痛。集中在一个部位连续较长时间施灸，就会出现温热感循经脉传导，称为灸感或灸法得气。感传路线的宽窄与施灸面积的大小有关，感传所到处可有微汗、肌肉震颤及脏腑器官的功能活动，如胃肠蠕动、鼻腔通畅等。

艾灸禁忌及注意事项

由于艾灸以火熏灸，施灸时不注意有可能引起局部皮肤的烫伤。另一方面，施灸的过程中要耗伤一些精血，所以有些部位或有些人是不能施灸的，这些就是施灸的禁忌。古代施灸禁忌较多，现在有些禁忌虽然被打破了，但有些禁忌确实是应遵守的。

平和心态，明确对象

施灸前要保持心情平静，大悲、大喜、大怒等情绪不稳定时不宜用，否则会使艾灸的效果大打折扣。对于极度疲劳、过饥、过饱、酒醉、大汗淋漓、情绪不稳者，或经期妇女不要施灸；孕妇及小儿囟门未闭合者，不宜施灸；某些传染病、高热、昏迷、抽搐者，或身体极度衰竭、形瘦骨立者等不要施灸；无自制能力的人，如精神病患者等不要施灸；有些病症必须注意施灸时间，如失眠症要在临睡前施灸，不要在饭前空腹时和饭后立即施灸。

确定部位，注意程序

施灸时，凡暴露在外的部位，如颜面，不要直接灸，以防形成瘢痕，影响美观；皮薄、肌少、筋肉结聚处，妊娠期妇女的腰骶部、下腹部，男女的乳头、生殖器等不要施灸。另外，关节部位不要直接灸。此外，大血管处、心脏部位不要施灸，眼球属颜面部，也不要施灸。要掌握施灸的程序，如果施灸的穴位多且分散，应按先上后下，先左后右，先背后腹（胸前）、先头身后四肢的顺序进行。灸法一般比较安全可靠，需要说明的是施艾（灸）法应在有经验的专业医师的指导下进行。

正确体位，找准穴位

体位不仅要舒适、自然，还要适合艾灸的需要，让准备施灸的穴位暴露而出，以方便施灸。艾灸取穴是否正确，直接影响灸治效果，灸前必须选好体位，坐点坐灸，卧点卧灸，使体位与点相统一。若坐着点穴，躺下施灸，受骨骼、肌肉牵动变化，必影响取穴的准确性。灸肢体的穴位以正坐为主；灸胸腹部的穴位取仰卧位；灸背腰部的穴位取俯卧位。

专心致志，耐心坚持

施灸时要注意思想集中，不要分散注意力，以免艾条移动，不在穴位上，徒伤皮肉，浪费时间。对于养生保健灸，则要长期坚持，偶尔灸是不能收到预期效果的。

把握温度，按序施灸

由于艾灸以火熏灸，施灸时若不注意有可能引起局部皮肤的烫伤，所以要注意温度。对于皮肤感觉迟钝者或小儿，可用食指和中指置于施灸部位两侧，以感知施

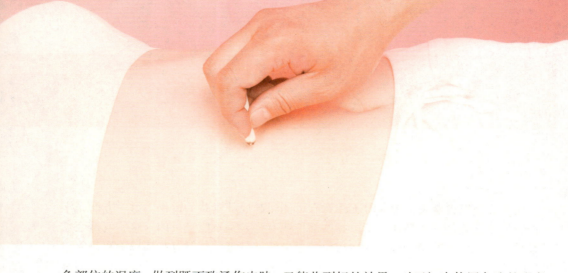

灸部位的温度，做到既不致烫伤皮肤，又能收到好的效果。对于初次使用灸法的患者，要注意掌握好刺激量，先少量、小剂量，如用小艾炷，或灸的时间短一些，壮数少一些，以后再加大剂量。不要一开始就大剂量施灸。

注意卫生，防止晕灸

施化脓灸时或因施灸不当，局部烫伤可能起疱，产生灸疮，一定不要弄破灸疮，如果已经破溃感染，要及时使用消炎药。晕灸虽不多见，但是一旦晕灸则会出现头晕、眼花、恶心、面色苍白、心慌、汗出等，甚至晕倒。出现晕灸后，要立即停灸，并躺下静卧，再加灸足三里，温和灸10分钟左右。

注意防护，安全施灸

因施灸时要暴露部分体表部位，所以在冬季要保暖，在夏天高温时要防中暑，同时还要注意室内温度的调节和开换气扇。现代人的衣着不少是化纤、羽绒等质地的，很容易被引燃，因此，施灸时一定要注意防止落火，尤其是用艾炷灸时更要小心，以防艾炷翻滚脱落。用艾条施灸后，可将艾条点燃的一头塞入直径比艾条略大的瓶内，以利于熄灭。

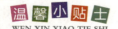
温馨小贴士
WEN XIN XIAO TIE SHI

　　自我保健宜选择温和灸。
　　方法：将艾条点燃的一端靠近穴位，距皮肤3～4厘米，保持不动。灸时，温热感会使皮肤发红却不灼痛，局部、远端部位还有酸、麻等舒服的感觉。
　　要点：每次选3～5个穴位，每个穴位灸5～10分钟，过多易疲劳，过少达不到温热效果。

灸后护理及调养

　　因为人体耐受能力的差异和施治方法的不同或不当，每个人会产生不同的灸后反应，有的人会出现红色的灸痕和灼热感，但无灸瘢，有的人会出现水疱。前者无须处理即可自行恢复，后者则需要对疮面进行护理，并且还要注意后期的调养。

艾灸后的护理

灸后皮肤潮红
　　艾灸后有些人身体会出现类似过敏的现象，比如皮肤潮红，或者出现很多红疹，此时多以为是过敏了。其实，这些表现出来的症状，都是真阳元气驱赶寒邪外出的表现，也是病邪在体表的反应。如果此时停止艾灸，病邪还会自表入里，侵蚀脏腑。如果此时皮肤症状严重，可以用放血疗法使邪出有门。可以在大椎、足太阳膀胱经的腧穴放血，给病邪以出处。

灸后口渴
　　很多人艾灸后会出现口干舌燥的现象，这是艾灸的一种反应，这种现象表明阴阳正在调整，阳不胜阴，患者就会觉得喉咙异常干痛，这是病邪（寒邪）逐渐外发时的必然症状。这时要多喝白开水、红糖水或者小米汤。红糖水可以补气血，白开水没有任何添加剂，不会对人造成伤害。最好不要喝菊花茶，因为菊花是味苦性微寒的药物，有清火的作用，可能会减弱艾灸的效果。

排病反应
　　在灸疗过程中，即使没有外界环境的诱导，绝大多数患者都会出现种种不适反应，如浑身发冷、出冷汗、冒臭气、吐痰涎、腹痛、腹泻等。甚至有很多人会发现，自己多年前有过的病症会重复多次出现，有的时候还会出现病未愈，病情反而加重的情况。由于这些不适反应与患者的病情有关，所以我们把这些不适反应统称为排病反应。出现这种情况，不要害怕，这是正邪交战的正常现象。病邪在我们体内寄居了很久，并不会乖乖就范。当你通过艾灸的方式激发了身体的正气，想把邪气赶出体外时，邪气会顽强抵抗，这时正气不足而邪气旺盛，当然就会有各种不适反应。当你逐渐通过艾灸使体内慢慢累积了足够多的正气时，病邪就会逐渐地被赶出体外了。

灸后水疱
　　用直接灸施治时可能会在皮肤上留下水疱，水疱小时不要挑破，1 周左右即可自行吸收。若水疱较大，可先用消毒针挑破，排出水疱内的液体，再涂上甲紫溶液（俗称紫药水）或消炎药膏等，然后用消毒纱布包扎。要定期消毒和更换纱布，以防感染。若产生灸疮，有流脓现象时，要用酒精或生理盐水清洗，清洗后涂上消炎药膏或玉红膏。要每天坚持清洗和涂药，直至灸疮愈合。

灸后的调养

施灸时身体会消耗元气来疏通经络，调补身体功能，所以灸后要注意保护机体正气，要从饮食、起居等多方面加以调理。注意劳逸结合，不可使身体过度疲劳，娱乐时间也不宜过长，要保持平静的情绪。每天要保证充足的睡眠，因为睡眠是恢复生命活力的最佳途径。饮食上要禁止食用生冷和不易消化的食物。饭菜宜清淡，应以素食为主，多吃水果蔬菜，补充身体所需的营养物质。

施灸产生灸疮时要适量食用有助于诱发的食物，如豆类、蘑菇、笋、鲤鱼等。当灸疮开始愈合后，要减少诱发食物的摄入，应以清淡饮食为主，忌食辛辣刺激性食物，避免重体力劳动。当灸疮感染时要口服抗生素并且涂抹消炎药膏，以促进疮面愈合。

艾灸特效穴，不用医生开药方

灸命门：提高身体免疫力

命门是人体督脉上的要穴，也是人体长寿穴位之一，位于后背两肾之间、第 2 腰椎棘突下凹陷处，与肚脐相平。本穴因位处腰背的正中部位，内连脊骨，在人体重力场中为位置低下之处，脊骨内的高温高压阴性水液由本穴外输体表督脉。本穴外输的阴性水液有维系督脉气血流行不息的作用，为人体的生命之本，故名命门。灸此穴有培元固本、强健腰膝的作用。

【**定位取穴**】位于腰部，当后正中线上，第 2 腰椎棘突下凹陷处。取穴时采用俯卧的姿势，指压时，有强烈的压痛感。

【**施灸方法**】宜采用回旋灸。施灸时，被施灸者俯卧，施灸者手执艾条以点燃的一端对准施灸部位，距离皮肤 1.5 ～ 3 厘米，平行往复回旋施灸。

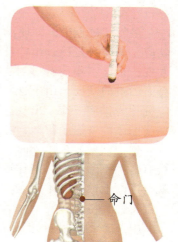

命门

【施灸时间】每日灸1次，每次3～15分钟，灸至皮肤产生红晕为止。

灸合谷：镇静安神，调气镇痛

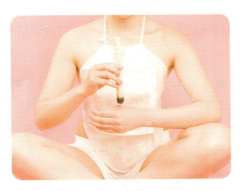

合谷属于大肠经，是一个很重要疗效又好的穴位。为什么叫合谷呢？就是因为它的位置在拇指和食指间的虎口处，拇指、食指像两座山，虎口似一山谷，合谷在其中，故名。灸此穴有清泄阳明、祛风解毒、疏经通络、镇痛开窍之功。

【定位取穴】位于手背，第1、2掌骨间，第2掌骨桡侧的中点处。介绍一种简易找穴法：将拇指和食指张成45°角时，两侧掌骨延长线的交点即是此穴。

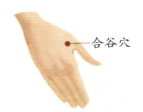

合谷穴

【施灸方法】宜采用温和灸。施灸时，手执艾条以点燃的一端对准施灸部位，距离皮肤1.5～3厘米，以感到施灸处温热、舒适为度。

【施灸时间】每日灸1次，每次3～15分钟，灸至皮肤产生红晕为止。

灸涌泉：引火下行好养生

涌泉位于人体足底部，为全身腧穴的最下部，乃是肾经的首穴。我国现存最早的医学著作《黄帝内经》中："肾出于涌泉，涌泉者足心也。"意思是：肾经之气犹如源泉之水，来源于足下，涌出灌溉周身各处。所以，涌泉在人体养生、防病、治病、保健等各个方面显示出重要作用。经常灸此穴，可以导引肾经虚火及上焦浊气下行，并有疏肝明目、清喉定心之功。

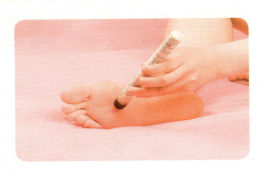

【定位取穴】位于足底前部凹陷处，第2、3趾趾缝纹头端与足跟连线的前1/3处。取穴时，可采用正坐或仰卧、跷足的姿势。

【施灸方法】宜采用温和灸。施灸时，手执艾条以点燃的一端对准施灸部位，距离皮肤1.5～3厘米。

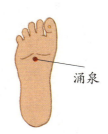

涌泉

【施灸时间】每日灸1次，每次3～15分钟，灸至皮肤产生红晕为止。最好在每晚临睡前施灸。

灸关元：治疗虚损，强壮身体

关元出自《灵枢·寒热病》。《类经图翼》说："此穴当人身上下四旁之中，故又名大中极，乃男子藏精，女子蓄血之处。"《扁鹊心书》说："每夏秋之交，即灼关元千壮，久久不畏寒暑……人至三十，可三年一灸脐下三百壮；五十，可二年一灸脐下三百壮；六十，可一年一灸脐下三百壮，令人长生不老。"关元具有培元固本、补益下焦之功，凡元气亏损均可使用。

【定位取穴】前正中线上，当脐中下 3 寸。仰卧取穴。

【施灸方法】宜采用回旋灸。施灸时，被施灸者仰卧，施灸者手执艾条以点燃的一端对准施灸部位，距离皮肤 1.5～3 厘米，左右方向平行往复或反复旋转施灸。

【施灸时间】每日灸 1 次，每次 3～15 分钟，灸至皮肤产生红晕为止。最好在每晚临睡前施灸。

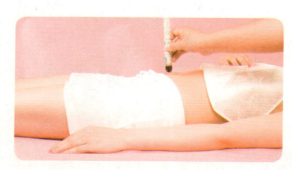
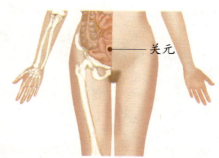

关元

灸足三里：滋补身体壮身心

足三里是胃经的合穴，为五输穴之一，是全身最重要的强壮穴。灸此穴有调节机体免疫力、增强抗病能力、调理脾胃、补中益气、通经活络、疏风化湿、扶正祛邪的作用。

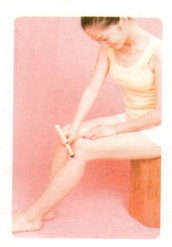

【定位取穴】小腿前外侧，犊鼻下 3 寸，距胫骨前缘 1 横指（中指）。

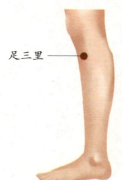

足三里

【施灸方法】手执艾条以点燃的一端对准施灸部位，距离皮肤 1.5～3 厘米，以感到施灸处温热、舒适为度。

【施灸时间】隔日灸 1 次，每次 10～20 分钟，灸至皮肤产生红晕为止。最好在每晚临睡前施灸。

灸大椎：疏风散寒消疲劳

大椎又名百劳，是督脉、手三阳经、足三阳经、阳维脉之会，有"诸阳之会"和"阳脉之海"之称。此穴有解表、疏风、散寒、温阳、通阳、清心、宁神、强壮全身的作用。灸大椎，能防治感冒、气管炎、肺炎等呼吸道感染，还可用于肺气肿、哮喘的防治。

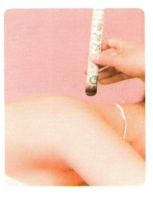 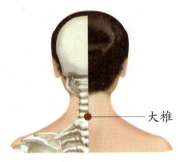

大椎

【定位取穴】位于后正中线上，第 7 颈椎棘突下凹陷中。取穴时正坐低头，可见颈背部交界处椎骨有一突起处，并能随颈部左右摆动而转动即是第 7 颈椎，其下为大椎。

【施灸方法】宜采用温和灸。施灸时，被施灸者俯卧，施灸者手执艾条以点燃的一端对准施灸部位，距离皮肤 1.5～3 厘米，以感到施灸处温热、舒适为度。

【施灸时间】隔日灸 1 次，每次 10 分钟左右，灸至皮肤产生红晕为止。

灸太冲：人体健康的总开关

太冲为肝经的原穴。太冲主要对神经系统疾病有一定的预防作用，经常灸这个穴位，可以解毒养肝、行气解郁，对防治高血压、头痛头晕、失眠多梦也很有好处。

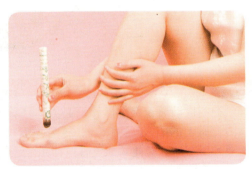

【定位取穴】位于足背侧，第 1、2 跖骨连接部前方凹陷中。以手指沿趾、次趾夹缝向上移压，压至能感觉到动脉搏动处，即太冲。

【施灸方法】取坐位，手执艾条以点燃的一端对准施灸部位，以感到施灸处温热、舒适为度。

【施灸时间】每日灸 1 次，每次 20 分钟左右，灸至皮肤产生红晕为止。

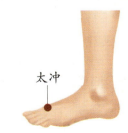

太冲

灸三阴交：调理脏腑，活经血

三阴交属脾经，是足三阴经的交会穴，具有健脾和胃、调补肝肾、调理经血的作用。经常灸此穴可调理肝、脾、肾三阴经之穴气，使先天之精旺盛，后天之精充足，从而达到健康长寿的目的。

【定位取穴】位于小腿内侧，当足内踝尖上 3 寸，胫骨内侧缘后方。取穴时，正坐屈膝成直角，将手 4 指并拢，小指下边缘紧靠内踝尖上，食指上缘所在水平线在胫骨后缘的交点，为取穴部位。

【施灸方法】采用温和灸。手执艾条以点燃的一端对准施灸部位，以感到施灸处温热、舒适为度。

【施灸时间】每日或隔日灸 1 次，每次 20 分钟左右。

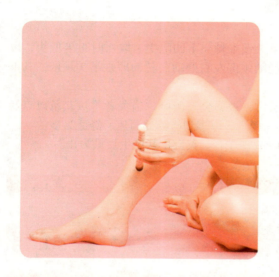 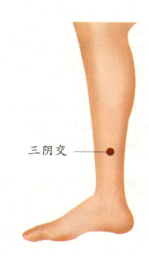

三阴交

灸神阙：调气血，和阴阳

神阙即肚脐，又名脐中，是人体任脉上的要穴，也是关乎人体寿命的大穴。神阙为任脉上的阳穴，命门为督脉上的阳穴，二穴前后相连，阴阳和合，是人体生命能源的所在地。对此穴施灸有温补元阳、健运脾胃、复苏固脱之效，可益气延年。

【定位取穴】位于腹中部，脐中央。

【施灸方法】取 0.2 ～ 0.4 厘米厚的鲜姜一块，用针穿刺数孔，盖于脐上，然后置小艾炷或中艾炷于姜片上点燃施灸；或手执艾条以点燃的一端对准施灸部位，距离皮肤 1.5 ～ 3 厘米，以感到施灸处温热、舒适，灸处稍有红晕为度。

【施灸时间】每次 3 ～ 5 壮，隔日 1 次，每月灸 10 次，最好每晚 9 点施灸。

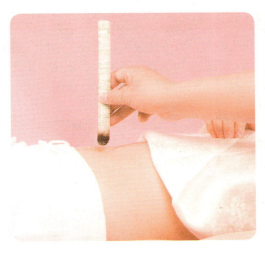

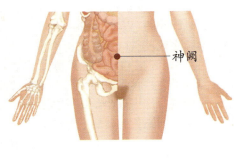

神阙

灸气海：调理冲任，益气补肾

气海属任脉经穴，为保健要穴。自古就有"气海一穴暖全身"之说，灸之具有培补元气、益肾固精、调理冲任及强壮全身的作用。

【定位取穴】位于下腹部，前正中线上，当脐中下1.5寸。取穴时，可采用仰卧的姿势，直线连接肚脐与耻骨上方，将其分为十等份，从肚脐往下3/10的位置，即为此穴。

【施灸方法】宜采用温和灸。施灸时，被施灸者仰卧，施灸者手执艾条以点燃的一端对准施灸部位，距离皮肤1.5～3厘米，以感到施灸处温热、舒适为度。

【施灸时间】隔日灸1次，每次10分钟左右，灸至皮肤产生红晕为止。7次为1个疗程。

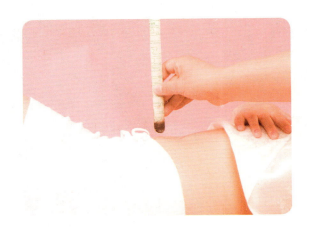

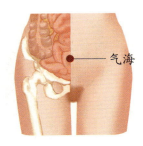

气海

灸阳陵泉：调血通络，行气解郁

阳陵泉，前人依其所在部位而命名（胆属阳经，膝外侧属阳，腓骨头似陵，陵前下方凹陷处经气像流水入合深似泉，故名"阳陵泉"），又名筋会、阳陵、阳之陵泉，是胆经的合穴，为筋之会穴。灸阳陵泉具有降浊除湿、通筋活络、舒肝利胆、强健腰膝之效。

【定位取穴】位于小腿外侧，当腓骨头前下方凹陷处。取穴时，正坐屈膝成直角，膝关节外下方，腓骨头前缘与下缘交叉处的凹陷即为取穴部位。

【施灸方法】取坐位，手执艾条以点燃的一端对准施灸部位，距离皮肤 1.5 ~ 3 厘米，以感到施灸处温热、舒适为度。

【施灸时间】隔日灸 1 次，每次 10 分钟左右。

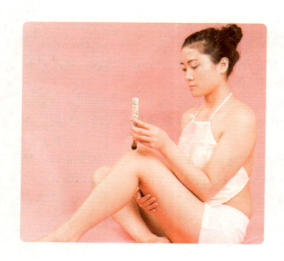
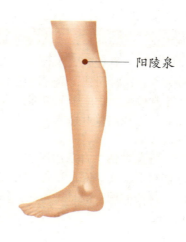

阳陵泉

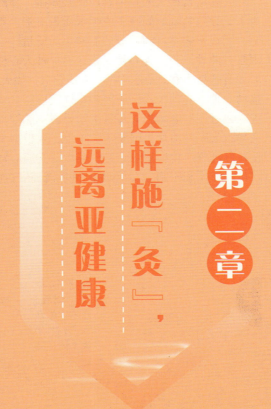

第二章

这样施『灸』，

远离亚健康

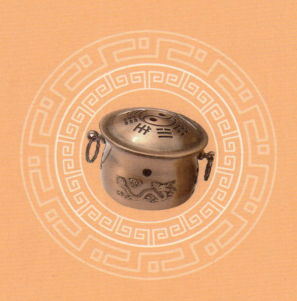

失 眠

失眠通常指人入睡困难或睡眠障碍（易醒、早醒和再入睡困难），导致睡眠时间减少或睡眠质量下降，不能满足个体生理需要，明显影响其日间社会功能或生活质量。中医认为导致失眠的因素有两种：一种为心神受扰，另一种为心神失养。心神受扰的原因有脾胃不和，情志抑郁，生痰化火，痰火扰心，或阴虚火旺，扰动心神。心神失养的原因多是体质虚弱，或慢性疾病导致的气虚、血虚。中老年患者多是由于肾虚不能滋养心神造成的心肾不交导致失眠。治疗失眠要辨证施治，要根据病情的变化，分别给予疏肝理气、化痰清热、补气养血、交通心肾的治疗。艾灸相关穴位能够调和阴阳、安神健脑、调和脏腑气血，故可治疗失眠。

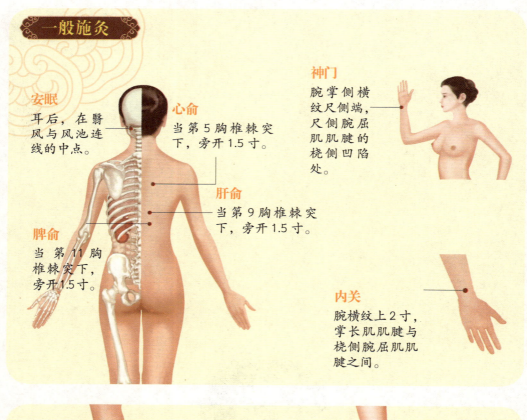

一般施灸

安眠
耳后，在翳风与风池连线的中点。

心俞
当第5胸椎棘突下，旁开1.5寸。

神门
腕掌侧横纹尺侧端，尺侧腕屈肌肌腱的桡侧凹陷处。

肝俞
当第9胸椎棘突下，旁开1.5寸。

脾俞
当第11胸椎棘突下，旁开1.5寸。

内关
腕横纹上2寸，掌长肌肌腱与桡侧腕屈肌肌腱之间。

三阴交
当足内踝尖上3寸，胫骨内侧缘后方。

太冲
第1、2跖骨连接部前方凹陷中。

阳陵泉
当腓骨头前下方凹陷处。

灸 神门

【功效】益心安神，通经活络。

【施灸方法】宜采用温和灸。施灸时，取坐位，手执艾条以点燃的一端对准施灸部位，距离皮肤1.5～3厘米，以感到施灸处温热、舒适为度。

【施灸时间】每日灸1次，每次3～15分钟，灸至皮肤产生红晕为止。

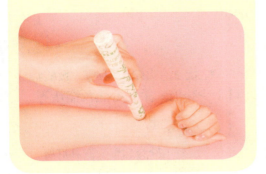

灸 心俞

【功效】宽胸理气，通络安神。

【施灸方法】施灸时，被施灸者俯卧，施灸者手执艾条以点燃的一端对准施灸部位，距离皮肤1.5～3厘米，以感到施灸处温热、舒适为度。

【施灸时间】每日灸1次，每次3～15分钟。

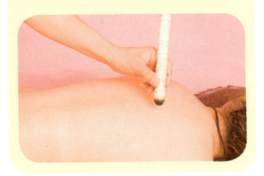

灸 内关

【功效】宁心安神，和胃降逆。

【施灸方法】施灸时，手执艾条以点燃的一端对准施灸部位，距离皮肤1.5～3厘米，以感到施灸处温热、舒适为度。

【施灸时间】每日灸1次，每次3～15分钟。

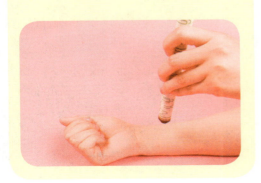

灸 安眠

【功效】镇静安神。

【施灸方法】施灸时，被施灸者取坐位，施灸者手执艾条以点燃的一端对准施灸部位，距离皮肤1.5～3厘米，以感到施灸处温热、舒适为度。

【施灸时间】每日灸1次，每次3～15分钟，灸至皮肤产生红晕为止。

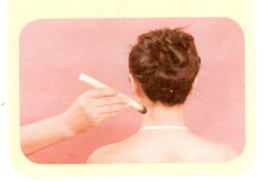

症状 1：烦躁、心情抑郁。

加灸 太冲

【功效】平肝息风，清热利湿，通络止痛。

【施灸方法】施灸时，手执艾条以点燃的一端对准施灸部位，距离皮肤 1.5 ~ 3 厘米施灸。

【施灸时间】每日灸 1 次，每次 3 ~ 15 分钟。

加灸 阳陵泉

【功效】活血经络，疏调经脉。

【施灸方法】施灸时，手执艾条以点燃的一端对准施灸部位，距离皮肤 1.5 ~ 3 厘米施灸。

【施灸时间】每日灸 1 次，每次 3 ~ 15 分钟。

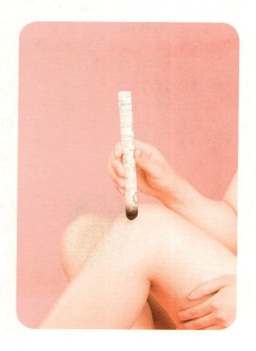

症状 2：头晕、耳鸣、腰酸痛、口干少唾液、手足心热及盗汗等。

加灸 三阴交

【功效】健脾和胃，调补肝肾。

【施灸方法】施灸时，取坐位，手执艾条以点燃的一端对准施灸部位，距离皮肤 1.5 ~ 3 厘米，以感到施灸处温热、舒适为度。

【施灸时间】每日灸 1 次，每次 3 ~ 15 分钟，灸至皮肤产生红晕为止。

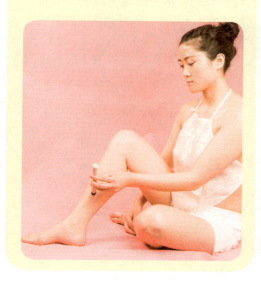

症状3：容易生气、不思饮食、腹胀、消化不良。

加灸 肝俞、脾俞

【功效】调理肝脾。

【施灸方法】施灸时，被施灸者俯卧，施灸者手执艾条以点燃的一端对准施灸部位，距离皮肤 1.5 ~ 3 厘米，以感到施灸处温热、舒适为度。

【施灸时间】每日灸 1 次，每次 3 ~ 15 分钟，灸至皮肤产生红晕为止。

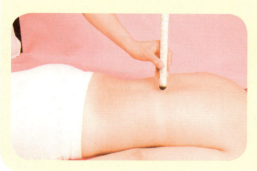 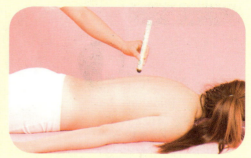

症状4：心慌、记忆力减退、多梦、肢体乏力、消化不良、不思饮食。

加灸 脾俞

【功效】健脾和胃，利湿升清。

【施灸方法】施灸时，被施灸者俯卧，施灸者手执艾条以点燃的一端对准施灸部位，距离皮肤 1.5 ~ 3 厘米，以感到施灸处温热、舒适为度。

【施灸时间】每日灸 1 次，每次 3 ~ 15 分钟，灸至皮肤产生红晕为止。

加灸 三阴交

【功效】健脾和胃，调补肝肾。

【施灸方法】施灸时，取坐位，手执艾条以点燃的一端对准施灸部位，距离皮肤 1.5 ~ 3 厘米，以感到施灸处温热、舒适为度。

【施灸时间】每日灸 1 次，每次 3 ~ 15 分钟，灸至皮肤产生红晕为止。罐具吸拔于心俞、脾俞、胃俞、肝俞，留罐 20 分钟。这样的治疗每日 1 次，10 次为 1 个疗程。

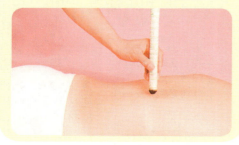 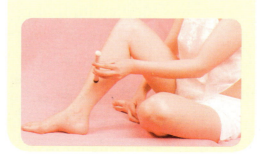

神经衰弱

神经衰弱属于心理疾病的一种，是由于大脑神经活动长期处于紧张状态，导致大脑兴奋与抑制功能失调而产生的一组以精神易兴奋、情绪不稳定等症状为特点的神经功能性障碍。主要表现为精神萎靡、疲乏无力、困倦思睡、头昏脑涨、注意力不集中、记忆力减退等。中医认为神经衰弱多系心脾两虚或阴虚火旺所致，艾灸相关穴位可疏通气血、养心安神，从而改善症状。

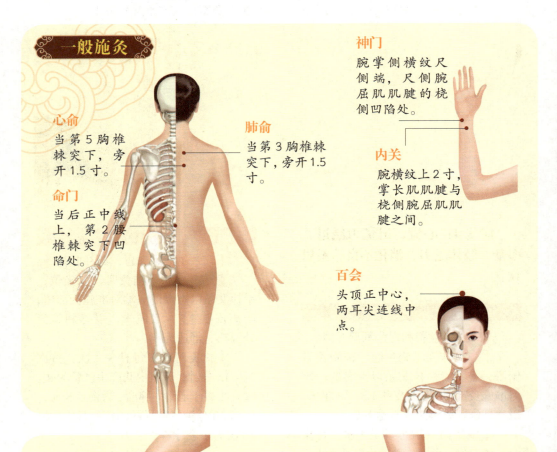

一般施灸

心俞
当第5胸椎棘突下，旁开1.5寸。

命门
当后正中线上，第2腰椎棘突下凹陷处。

肺俞
当第3胸椎棘突下，旁开1.5寸。

神门
腕掌侧横纹尺侧端，尺侧腕屈肌肌腱的桡侧凹陷处。

内关
腕横纹上2寸，掌长肌肌腱与桡侧腕屈肌肌腱之间。

百会
头顶正中心，两耳尖连线中点。

三阴交
当足内踝尖上3寸，胫骨内侧缘后方。

太溪
内踝后方与脚跟骨筋腱之间的凹陷处。

行间
当第1、2趾间，趾蹼缘的后方赤白肉际处。

太冲
第1、2跖骨连接部前方凹陷中。

灸 神门

【功效】益心安神，通经活络。

【施灸方法】宜采用温和灸。施灸时，手执艾条以点燃的一端对准施灸部位，距离皮肤 1.5 ~ 3 厘米，以感到施灸处温热、舒适为度。

【施灸时间】每日灸 1 次，每次 3 ~ 15 分钟，灸至皮肤产生红晕为止。

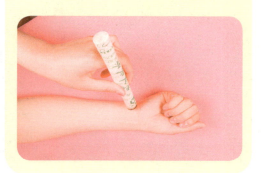

灸 心俞

【功效】宽胸理气，通络安神。

【施灸方法】施灸时，被施灸者俯卧，施灸者手执艾条以点燃的一端对准施灸部位，距离皮肤 1.5 ~ 3 厘米，以感到施灸处温热、舒适为度。

【施灸时间】每日灸 1 次，每次 3 ~ 15 分钟。

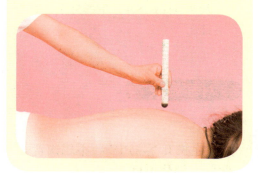

灸 内关

【功效】宁心安神，理气止痛。

【施灸方法】施灸时，手执艾条以点燃的一端对准施灸部位，距离皮肤 1.5 ~ 3 厘米，以感到施灸处温热、舒适为度。

【施灸时间】每日灸 1 次，每次 3 ~ 15 分钟。

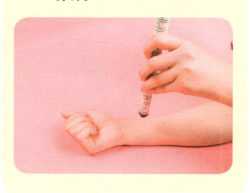

灸 太溪

【功效】滋阴益肾，壮阳强腰。

【施灸方法】施灸时，手执艾条以点燃的一端对准施灸部位，距离皮肤 1.5 ~ 3 厘米，以感到施灸处温热、舒适为度。

【施灸时间】每日灸 1 次，每次 3 ~ 15 分钟，灸至皮肤产生红晕为止。

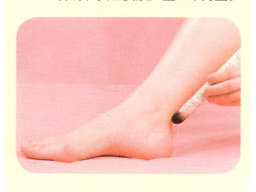

灸 百会

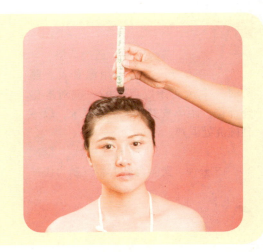

【功效】醒脑开窍，宁静安神。

【施灸方法】施灸时，被施灸者取坐位，施灸者手执艾条以点燃的一端对准施灸部位，距离皮肤 1.5 ~ 3 厘米，以感到施灸处温热、舒适为度。

【施灸时间】每日灸 1 次，每次 3 ~ 15 分钟。早晨施灸效果更佳。

对症施灸

症状1: 容易生气、不思饮食、腹胀、消化不良。

加灸 三阴交

【功效】健脾和胃，调补肝肾。

【施灸方法】施灸时，手执艾条以点燃的一端对准施灸部位，距离皮肤 1.5 ~ 3 厘米，以感到施灸处温热、舒适为度。

【施灸时间】每日灸 1 次，每次 3 ~ 15 分钟。

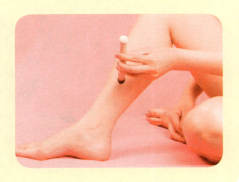

加灸 命门

【功效】培元固本。

【施灸方法】施灸时，被施灸者俯卧，施灸者手执艾条以点燃的一端对准施灸部位，距离皮肤 1.5 ~ 3 厘米，以感到施灸处温热、舒适为度。

【施灸时间】每日灸 1 次，每次 3 ~ 15 分钟。

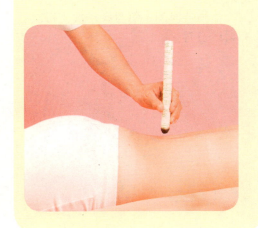

症状 2：失眠、沉默不语、胸肋胀痛、头晕而痛、多烦易怒。

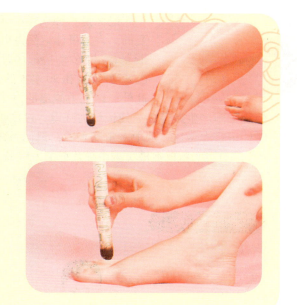

加灸 太冲、行间

【功效】清肝泻火，息风活络。

【施灸方法】施灸时，手执艾条以点燃的一端对准施灸部位，距离皮肤 1.5 ~ 3 厘米施灸。

【施灸时间】每日灸 1 次，每次 3 ~ 15 分钟。

症状 3：多梦易醒、心悸健忘、食欲不振。

加灸 心俞

【功效】宽胸理气，通络安神。

【施灸方法】宜采用回旋灸。施灸时，被施灸者俯卧，施灸者手执艾条以点燃的一端对准施灸部位，距离皮肤 1.5 ~ 3 厘米，左右方向平行往复或反复旋转施灸。

【施灸时间】每日灸 1 次，每次 3 ~ 15 分钟，灸至皮肤产生红晕为止。

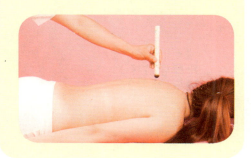

加灸 肺俞

【功效】解表宣肺，肃降肺气。

【施灸方法】采用回旋灸。施灸时，被施灸者俯卧，施灸者手执艾条以点燃的一端对准施灸部位，距离皮肤 1.5 ~ 3 厘米，左右方向平行往复或反复旋转施灸。

【施灸时间】每日灸 1 次，每次 3 ~ 15 分钟，灸至皮肤产生红晕为止。

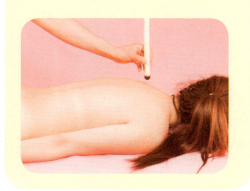

记忆力减退

　　记忆是一种人类心智活动，记忆力对于人的生活是非常重要的。人的最佳记忆力出现在 20 岁前后，然后脑的功能开始渐渐衰退，25 岁前后记忆力开始正式下降，年龄越大记忆力越低，因此 20 多岁和 30 多岁的人被记忆力减退困扰也不是奇怪的事。

　　此外，记忆力减退的发生还有外部原因：持续的压力和紧张会使脑细胞产生疲劳，而使记忆力减退；过度吸烟、饮酒，缺乏维生素等可以引起暂时性记忆力恶化。从中医角度来看，记忆力减退是气不能均匀释放所致，由于到脑部的气不足，脑的血液量减少导致记忆力减退。艾灸相关穴位，可以有效提高记忆力。

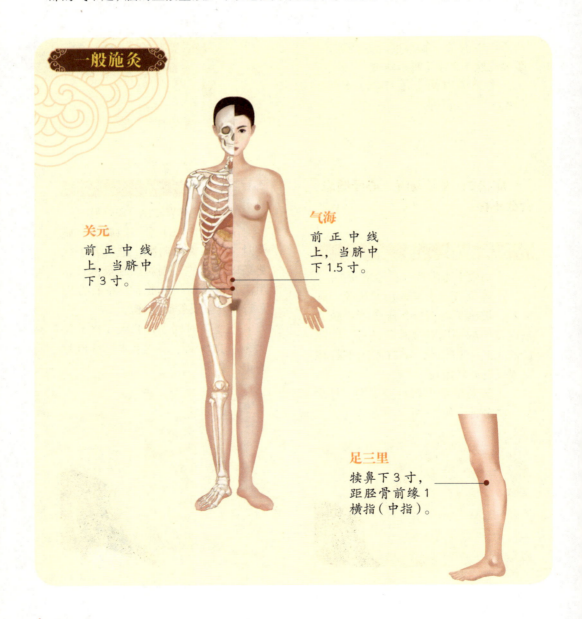

一般施灸

关元
前正中线上，当脐中下 3 寸。

气海
前正中线上，当脐中下 1.5 寸。

足三里
犊鼻下 3 寸，距胫骨前缘 1 横指（中指）。

灸 气海

【功效】利下焦，补元气，行气散滞。

【施灸方法】宜采用温和灸。施灸时，被施灸者仰卧，施灸者手执艾条以点燃的一端对准施灸部位，距离皮肤1.5~3厘米，以感到施灸处温热、舒适为度。

【施灸时间】每日灸1~2次，每次10分钟。

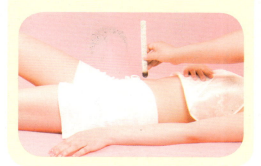

灸 关元

【功效】补肾培元，温阳固脱。

【施灸方法】施灸时，被施灸者仰卧，施灸者手执艾条以点燃的一端对准施灸部位，距离皮肤1.5~3厘米，左右方向平行往复或反复旋转施灸，以感到施灸处温热、舒适为度。

【施灸时间】每日灸1~2次，每次10~15分钟。

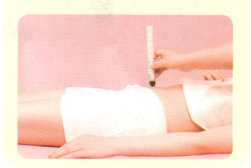

灸 足三里

【功效】补中益气，通经活络。

【施灸方法】采用温和灸。取坐位，手执艾条以点燃的一端对准施灸部位，距离皮肤1.5~3厘米，以感到施灸处温热、舒适为度。

【施灸时间】隔日灸1次，每次3~15分钟，灸至皮肤产生红晕为止。最好在每晚临睡前施灸。

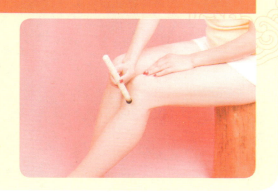

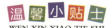
温馨小贴士
WEN XIN XIAO TIE SHI

采用积极健康的生活方式，平时要有规律地生活、学习、工作、饮食、睡觉、运动等。

困倦易疲劳

困倦易疲劳是亚健康状态最常见的情况，随着工作紧张、精神压力增加而产生，长时间下去会患疲劳综合征，进而影响生活质量。其主要症状为少量运动后就会疲劳、困倦，睡眠质量低等。现代社会中，困倦易疲劳几乎成了上班族的通病。艾灸相关穴位可以固本培元、明目醒脑，能很快缓解疲劳。

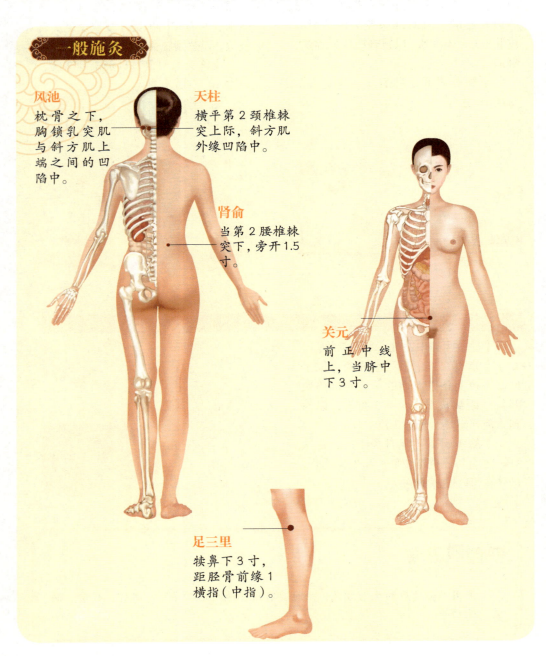

一般施灸

风池
枕骨之下，胸锁乳突肌与斜方肌上端之间的凹陷中。

天柱
横平第2颈椎棘突上际，斜方肌外缘凹陷中。

肾俞
当第2腰椎棘突下，旁开1.5寸。

关元
前正中线上，当脐中下3寸。

足三里
犊鼻下3寸，距胫骨前缘1横指（中指）。

灸 天柱

【功效】疏风解表，利鼻止痛。

【施灸方法】宜采用回旋灸。施灸时，被施灸者取坐位，施灸者手执艾条以点燃的一端对准施灸部位，距离皮肤 1.5 ～ 3 厘米，左右方向平行往复或反复旋转施灸，以感到施灸处温热、舒适为度。

【施灸时间】每日灸 1 次，每次 3 ～ 15 分钟。

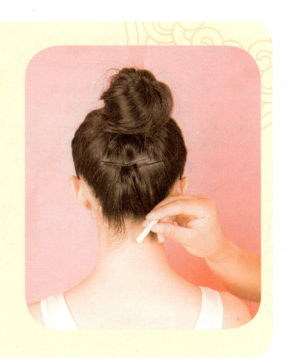

灸 关元

【功效】补肾培元，温阳固脱。

【施灸方法】施灸时，被施灸者仰卧，施灸者手执艾条以点燃的一端对准施灸部位，距离皮肤 1.5 ～ 3 厘米，左右方向平行往复或反复旋转施灸，以感到施灸处温热、舒适为度。

【施灸时间】每日灸 1 ～ 2 次，每次 10 ～ 15 分钟，灸至皮肤产生红晕为止。

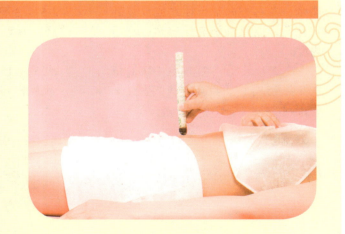

灸 风池

【功效】 平肝息风，祛风解毒。

【施灸方法】 宜采用回旋灸。施灸时，被施灸者取坐位，施灸者手执艾条以点燃的一端对准施灸部位，距离皮肤 1.5 ~ 3 厘米，左右方向平行往复或反复旋转施灸，以感到施灸处温热、舒适为度。

【施灸时间】 每日灸 1 次，每次 3 ~ 15 分钟，灸至皮肤产生红晕为止。

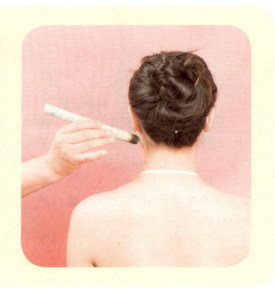

灸 肾俞

【功效】 益肾助阳，强腰利水。

【施灸方法】 施灸时，被施灸者俯卧，施灸者手执艾条以点燃的一端对准施灸部位，距离皮肤 1.5 ~ 3 厘米，左右方向平行往复或反复旋转施灸，以感到施灸处温热、舒适为度。

【施灸时间】 每日灸 1 次，每次 3 ~ 15 分钟，灸至皮肤产生红晕为止。

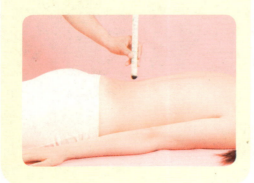

灸 足三里

【功效】 补中益气，调解脾胃。

【施灸方法】 采用温和灸。施灸时，取坐位，手执艾条以点燃的一端对准施灸部位，距离皮肤 1.5 ~ 3 厘米，以感到施灸处温热、舒适为度。

【施灸时间】 隔日灸 1 次，每次 3 ~ 15 分钟，灸至皮肤产生红晕为止。最好在每晚临睡前施灸。

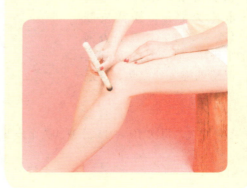

现代人常常感叹自己精力不足，常感到疲倦，或者浑身不舒服，甚至出现体质下降的情况。其实，这是由于身体阳气少、动力不足造成的，这也是亚健康的表现。我们不妨试试艾灸，每天取以下2个穴位进行温和灸，让身体活络起来，从而解决这个问题。

精力不足

一般施灸

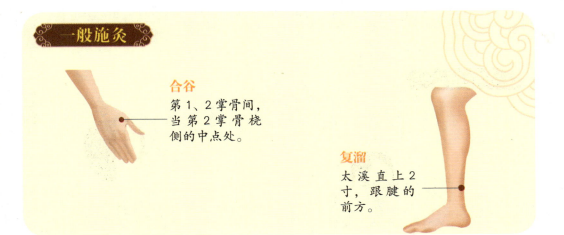

合谷
第1、2掌骨间，当第2掌骨桡侧的中点处。

复溜
太溪直上2寸，跟腱的前方。

灸 合谷

【功效】清热解表，疏筋散风，镇静安神。

【施灸方法】宜采用温和灸。施灸时，手执艾条以点燃的一端对准施灸部位，距离皮肤1.5～3厘米，以感到施灸处温热、舒适为度。

【施灸时间】每日灸1次，每次10～20分钟。

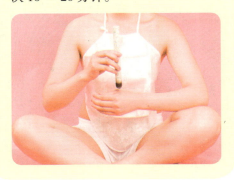

灸 复溜

【功效】补肾滋阴。

【施灸方法】宜采用温和灸。施灸时，手执艾条以点燃的一端对准施灸部位，距离皮肤1.5～3厘米，以感到施灸处温热、舒适为度。

【施灸时间】一般每周灸3～4次，每次10～20分钟。

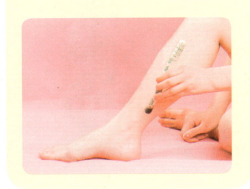

空调病

长时间在空调环境下工作、学习的人，因空气不流通，环境得不到改善，会出现鼻塞、头昏、打喷嚏、耳鸣、乏力、记忆力减退，以及一些皮肤过敏的症状，如皮肤发紧发干、易过敏、皮肤变差等。这类现象在西医被称为"空调综合征"或"空调病"。

中医认为，外邪致病主要为风、寒、暑、湿、燥、火六淫所致，这六淫均从肌表而入，空调引起的疾病正是在暑湿内热基础上，风寒之邪束表，闭郁体内，气血瘀滞，使毒素不能排除。在相关穴位施灸可以宣肺解表、清热健脾化湿，增强机体抵抗力，调治此病。

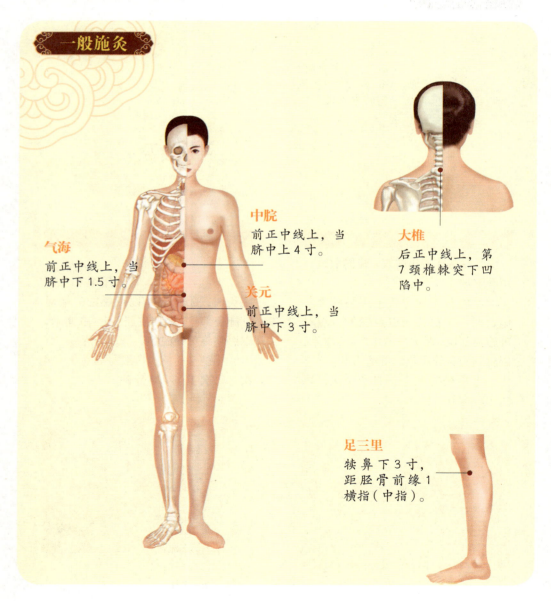

一般施灸

气海
前正中线上，当脐中下 1.5 寸。

中脘
前正中线上，当脐中上 4 寸。

关元
前正中线上，当脐中下 3 寸。

大椎
后正中线上，第 7 颈椎棘突下凹陷中。

足三里
犊鼻下 3 寸，距胫骨前缘 1 横指（中指）。

灸 关元

【功效】补肾培元，温阳固脱。

【施灸方法】施灸时，被施灸者仰卧，施灸者手执艾条以点燃的一端对准施灸部位，距离皮肤 1.5 ～ 3 厘米，左右方向平行往复或反复旋转施灸，以感到施灸处温热、舒适为度。

【施灸时间】每日灸 1 ～ 2 次，每次 10 ～ 15 分钟。

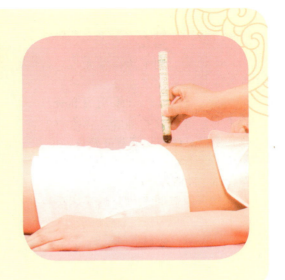

灸 足三里

【功效】补中益气，调解脾胃。

【施灸方法】采用温和灸。取坐位，手执艾条以点燃的一端对准施灸部位，距离皮肤 1.5 ～ 3 厘米，以感到施灸处温热、舒适为度。

【施灸时间】隔日灸 1 次，每次 3 ～ 15 分钟，灸至皮肤产生红晕为止。最好在每晚临睡前灸。

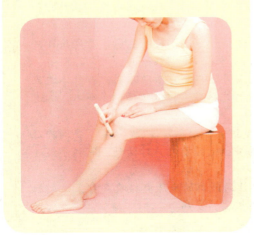

灸 大椎

【功效】清热解表，截疟止痫。

【施灸方法】宜采用温和灸。施灸时，被施灸者俯卧，施灸者手执艾条以点燃的一端对准施灸部位，距离皮肤 1.5 ～ 3 厘米，以感到施灸处温热、舒适为度。

【施灸时间】每日灸 1 次，每次 10 ～ 15 分钟。

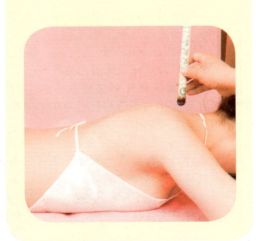

灸 气海

【功效】利下焦，补元气，行气散滞。

【施灸方法】宜采用温和灸。施灸时，被施灸者仰卧，施灸者手执艾条以点燃的一端对准施灸部位，距离皮肤1.5～3厘米，以感到施灸处温热、舒适为度。

【施灸时间】每日灸1次，每次5～15分钟。

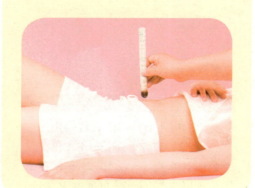

灸 中脘

【功效】和胃健脾，降逆利水。

【施灸方法】宜采用温和灸。施灸时，被施灸者仰卧，施灸者手执艾条以点燃的一端对准施灸部位，距离皮肤1.5～3厘米，以感到施灸处温热、舒适为度。

【施灸时间】每日灸1次，每次5～15分钟。

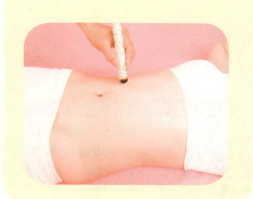

温馨小贴士
WEN XIN XIAO TIE SHI

艾灸对本症有较好的疗效，但要坚持多疗程治疗，以巩固疗效。在预防和护理方面要注意以下几点：

1. 用空调必须注意通风，每天应定时打开窗户，关闭空调，通风换气，使室内保持有一定的新鲜空气，且最好每两周清扫空调机一次。

2. 夏天从空调环境中外出，应当先在阴凉的地方活动片刻，当身体适应后再到太阳光下活动；长期在空调室内者，应该多到户外活动，多喝水，加速体内新陈代谢。

3. 空调室温和室外自然温度温差不宜过大，以不超过5℃为宜。夜间睡眠中最好不要用空调，入睡时关闭空调更为安全。睡前在户外活动，有利于促进血液循环，预防空调病。

4. 在空调环境下工作、学习，不要让通风口的冷风直接吹在身上，大汗淋漓时不要直接吹冷风，这样降温太快，很容易发病。

免疫力是人体自身的防御机制，是人体处理衰老、损伤、死亡、变性的自身细胞以及识别和处理体内突变细胞、病毒的能力。对于一个人来说免疫力真的太重要了，如果一个人的免疫力不好的话，那么他就会经常生病，同时恢复的时间也要比别人慢；相反如果一个人的免疫力提高了，那么不仅不容易得病，而且抵抗力也会增强很多。可以说人要想健康，增强免疫力是很重要的。艾灸以下穴位，可强身健体、固本扶阴，增强身体免疫力。

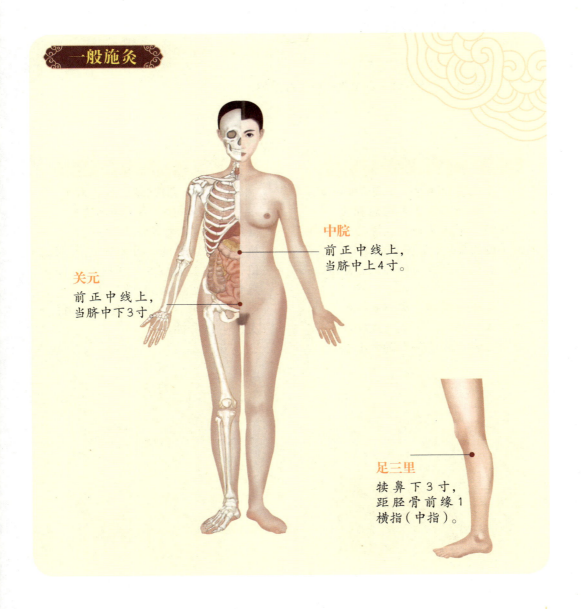

一般施灸

中脘
前正中线上，
当脐中上4寸。

关元
前正中线上，
当脐中下3寸

足三里
犊鼻下3寸，
距胫骨前缘1
横指（中指）。

灸 关元

【功效】补肾培元，温阳固脱。

【施灸方法】施灸时，被施灸者仰卧，施灸者手执艾条以点燃的一端对准施灸部位，距离皮肤 1.5 ~ 3 厘米，左右方向平行往复或反复旋转施灸，以感到施灸处温热、舒适为度。

【施灸时间】每日灸 1 ~ 2 次，每次 10 ~ 15 分钟，灸至皮肤产生红晕为止。

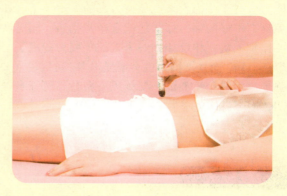

灸 足三里

【功效】补中益气，调解脾胃。

【施灸方法】采用温和灸。取坐位，手执艾条以点燃的一端对准施灸部位，距离皮肤 1.5 ~ 3 厘米，以感到施灸处温热、舒适为度。

【施灸时间】隔日灸 1 次，每次 3 ~ 15 分钟，灸至皮肤产生红晕为止。最好在每晚临睡前施灸。

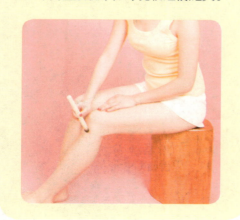

灸 中脘

【功效】和胃健脾，降逆利水。

【施灸方法】宜采用回旋灸。施灸时，被施灸者仰卧，施灸者手执艾条以点燃的一端对准施灸部位，距离皮肤 1.5 ~ 3 厘米，以感到施灸处温热、舒适为度。

【施灸时间】每日灸 1 次，每次 5 ~ 15 分钟。

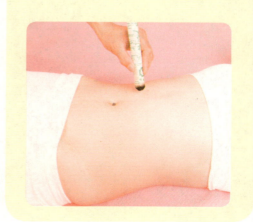

第二章

健康「艾」中来，对症艾灸特简单

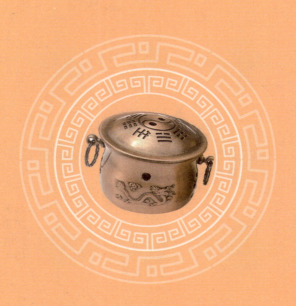

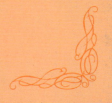

感　冒

感冒是感受风邪或时行病毒，引起肺卫功能失调，出现以鼻塞、流涕、喷嚏、头痛、恶寒、发热等为主要临床表现的一种外感疾病。感冒又有伤风、冒风、伤寒、冒寒等名称。中医认为，当人的体质虚弱，生活失调，卫气不固时，外邪乘虚侵入就会引起感冒，轻者出现乏力、流涕、咳嗽等症状，称为"伤风"；重者会发烧。艾灸以下穴位可逐寒祛湿、疏通经络，激发自身免疫功能，从而有效预防和治疗感冒。

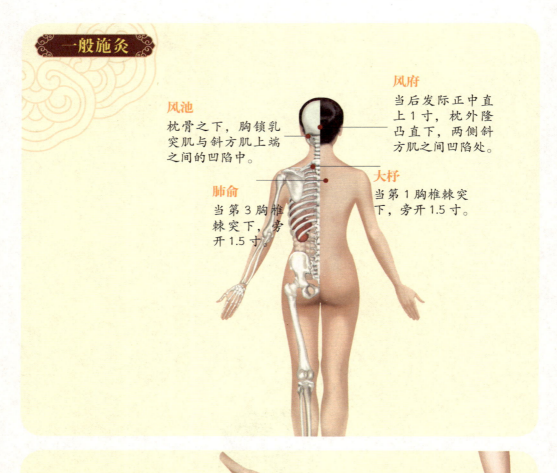

一般施灸

风池
枕骨之下，胸锁乳突肌与斜方肌上端之间的凹陷中。

风府
当后发际正中直上1寸，枕外隆凸直下，两侧斜方肌之间凹陷处。

肺俞
当第3胸椎棘突下，旁开1.5寸。

大杼
当第1胸椎棘突下，旁开1.5寸。

列缺
桡骨茎突上方，腕横纹上1.5寸处。

合谷
第1、2掌骨间，当第2掌骨桡侧的中点处。

足三里
犊鼻下3寸，距胫骨前缘1横指（中指）。

灸 风池

【功效】平肝息风，祛风解毒。

【施灸方法】宜采用温和灸。施灸时，被施灸者取坐位，施灸者手执艾条以点燃的一端对准施灸部位，距离皮肤 1.5 ~ 3 厘米，以感到施灸处温热、舒适为度。

【施灸时间】每日灸 1 次，每次 10 ~ 20 分钟。

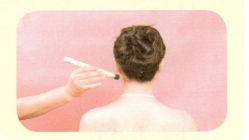

灸 风府

【功效】散风息风，通关开窍。

【施灸方法】宜采用温和灸。施灸时，被施灸者取坐位，施灸者手执艾条以点燃的一端对准施灸部位，距离皮肤 1.5 ~ 3 厘米，以感到施灸处温热、舒适为度。

【施灸时间】每日灸 1 次，每次 10 ~ 20 分钟。

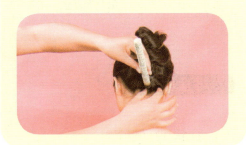

灸 肺俞

【功效】解表宣肺，肃降肺气。

【施灸方法】采用回旋灸。施灸时，被施灸者俯卧，施灸者手执艾条以点燃的一端对准施灸部位，距离皮肤 1.5 ~ 3 厘米，左右方向平行往复或反复旋转施灸。

【施灸时间】每日灸 1 次，每次 15 分钟。

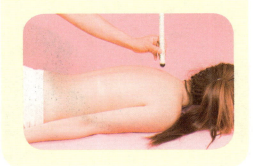

灸 列缺

【功效】宣肺解表，通络活络，通调任脉。

【施灸方法】采用温和灸。取坐位，手执艾条以点燃的一端对准施灸部位，距离皮肤 1.5 ~ 3 厘米，以感到施灸处温热、舒适为度。

【施灸时间】每日灸 1 次，每次 10 ~ 20 分钟。

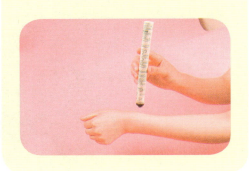

灸 合谷

【功效】镇静止痛，通经活络，清热解表。

【施灸方法】宜采用温和灸。施灸时，手执艾条以点燃的一端对准施灸部位，距离皮肤 1.5 ~ 3 厘米，以感到施灸处温热、舒适为度。

【施灸时间】每日灸 1 次，每次 10 ~ 20 分钟，灸至皮肤产生红晕为止。

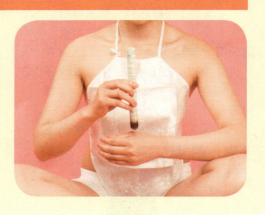

对症施灸

症状 1：气虚。

加灸 足三里

【功效】补中益气，调解脾胃。

【施灸方法】采用温和灸。取坐位，手执艾条以点燃的一端对准施灸部位，距离皮肤 1.5 ~ 3 厘米，以感到施灸处温热、舒适为度。

【施灸时间】隔日灸 1 次，每次 10 ~ 20 分钟。最好在每晚临睡前施灸。

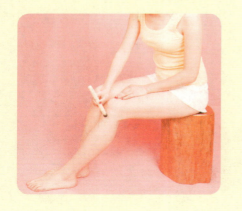

症状 2：全身酸痛。

加灸 大杼

【功效】散寒止痛。

【施灸方法】施灸时，被施灸者俯卧，施灸者手执艾条以点燃的一端对准施灸部位，距离皮肤 1.5 ~ 3 厘米，以感到施灸处温热、舒适为度。

【施灸时间】隔日灸 1 次，每次 10 ~ 20 分钟。

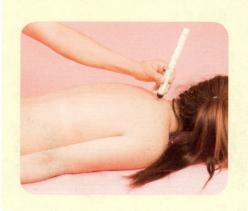

咳 嗽

咳嗽是机体对侵入气道的病邪产生的一种保护性反应。古人以有声无痰谓之咳，有痰无声谓之嗽。临床上两者常并见，通称为咳嗽。根据发作特点及伴随症状，咳嗽一般可以分为风寒咳嗽、风热咳嗽及风燥咳嗽 3 型。中医认为咳嗽的病位在肺。咳嗽是由肺失宣降、肺气上逆导致的。艾灸相关穴位可以通其经脉，营其逆顺，调其气血，祛病健身。

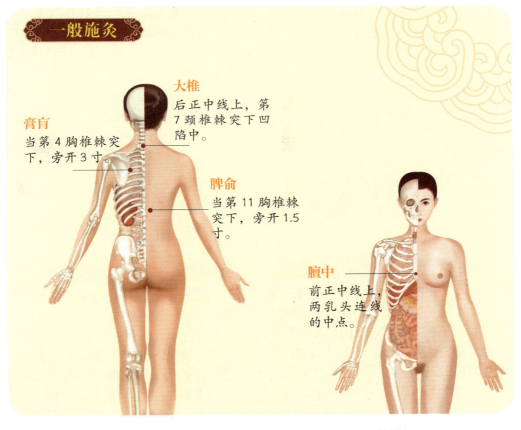

一般施灸

大椎
后正中线上，第 7 颈椎棘突下凹陷中。

膏肓
当第 4 胸椎棘突下，旁开 3 寸。

脾俞
当第 11 胸椎棘突下，旁开 1.5 寸。

膻中
前正中线上，两乳头连线的中点。

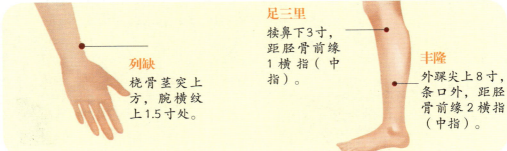

足三里
犊鼻下 3 寸，距胫骨前缘 1 横指（中指）。

丰隆
外踝尖上 8 寸，条口外，距胫骨前缘 2 横指（中指）。

列缺
桡骨茎突上方，腕横纹上 1.5 寸处。

灸 大椎

【功效】清热解表，截疟止痛。

【施灸方法】宜采用回旋灸。施灸时，被施灸者俯卧，施灸者手执艾条以点燃的一端对准施灸部位，距离皮肤1.5～3厘米，左右方向平行往复或反复旋转施灸，以感到施灸处温热、舒适为度。

【施灸时间】每日灸1～2次，每次20分钟，灸至皮肤产生红晕为止。

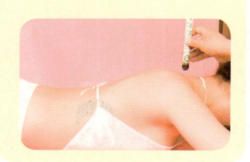

灸 膻中

【功效】利上焦，宽胸膈，降气通络。

【施灸方法】宜采用回旋灸。施灸时，被施灸者仰卧，施灸者手执艾条以点燃的一端对准施灸部位，距离皮肤1.5～3厘米，左右方向平行往复或反复旋转施灸，以感到施灸处温热、舒适为度。

【施灸时间】每日灸1次，每次3～7分钟。

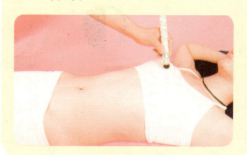

灸 足三里

【功效】补中益气，调解脾胃。

【施灸方法】采用温和灸。取坐位，手执艾条以点燃的一端对准施灸部位，距离皮肤1.5～3厘米，以感到施灸处温热、舒适为度。

【施灸时间】每日灸1次，每次3～15分钟，灸至皮肤产生红晕为止。最好在每晚临睡前施灸。

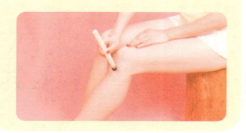

灸 膏肓

【功效】温通经络，补火祛寒，散风逐湿，扶正祛邪。

【施灸方法】宜采用回旋灸。施灸时，被施灸者俯卧，施灸者手执艾条以点燃的一端对准施灸部位，距离皮肤1.5～3厘米，左右方向平行往复或反复旋转施灸。

【施灸时间】每日灸1～2次，每次7～15分钟。

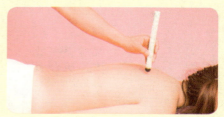

灸 列缺

【功效】宣肺解表，通络活络，通调任脉。

【施灸方法】采用温和灸。取坐位，手执艾条以点燃的一端对准施灸部位，距离皮肤 1.5 ～ 3 厘米，以感到施灸处温热、舒适为度。

【施灸时间】每日灸 1 次，每次 3 ～ 7 分钟，灸至皮肤产生红晕为止。

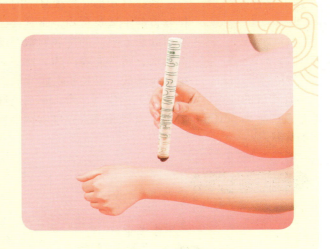

对症施灸

症状：痰多。

加灸 脾俞

【功效】健脾和胃，利湿升清。

【施灸方法】施灸时，被施灸者俯卧，施灸者手执艾条以点燃的一端对准施灸部位，距离皮肤 1.5 ～ 3 厘米，以感到施灸处温热、舒适为度。

【施灸时间】每日灸 1 次，每次 3 ～ 15 分钟，灸至皮肤产生红晕为止。

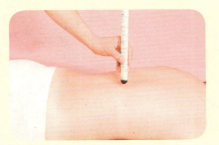

加灸 丰隆

【功效】健脾化痰，和胃降逆。

【施灸方法】取坐位，手执艾条以点燃的一端对准施灸部位，距离皮肤 1.5 ～ 3 厘米，以感到施灸处温热、舒适为度。

【施灸时间】每日灸 1 次，每次 15 分钟，灸至皮肤产生红晕为止。

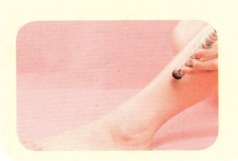

恶心呕吐

恶心呕吐是一种很复杂的反射活动，人体通过恶心呕吐可排除胃部不适及食物，而对自己身体起到一定的保护作用。能够引起恶心呕吐的疾病通常有咽炎、扁桃体炎、胃炎、肝炎、胃溃疡、胆囊炎等疾病。另外，中毒、药物不良反应、中枢神经系统疾病，以及非疾病性的，如妊娠反应、晕车、空气流通不好造成的闷热、刷牙、吸入冷空气、食入不良气味的食物、过饱、过饿等，都会令人产生恶心呕吐的症状。艾灸相关穴位能够调理胃肠和体质，从而消除恶心呕吐的症状。

一般施灸

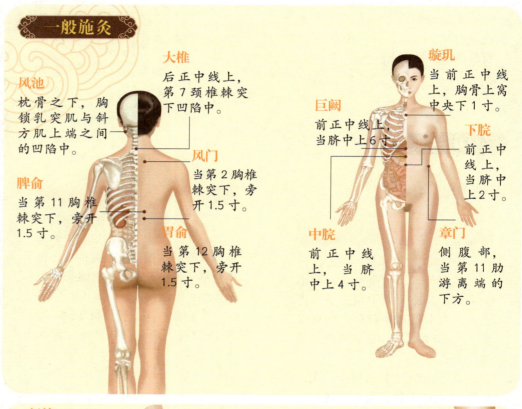

风池
枕骨之下，胸锁乳突肌与斜方肌上端之间的凹陷中。

大椎
后正中线上，第7颈椎棘突下凹陷中。

脾俞
当第11胸椎棘突下，旁开1.5寸。

风门
当第2胸椎棘突下，旁开1.5寸。

胃俞
当第12胸椎棘突下，旁开1.5寸。

璇玑
当前正中线上，胸骨上窝中央下1寸。

巨阙
前正中线上，当脐中上6寸。

下脘
前正中线上，当脐中上2寸。

中脘
前正中线上，当脐中上4寸。

章门
侧腹部，当第11肋游离端的下方。

间使
腕横纹上3寸，掌长肌肌腱与桡侧腕屈肌肌腱之间。

内关
腕横纹上2寸，掌长肌肌腱与桡侧腕屈肌肌腱之间。

足三里
犊鼻下3寸，距胫骨前缘1横指（中指）。

公孙
第1跖骨基底部的前下方，赤白肉际处。

合谷
第1、2掌骨间，当第2掌骨桡侧的中点处。

丰隆
外踝尖上8寸，条口穴外，距胫骨前缘2横指（中指）。

灸 合谷

【功效】镇静止痛，通经活络，清热解表。

【施灸方法】宜采用温和灸。施灸时，手执艾条以点燃的一端对准施灸部位，距离皮肤 1.5 ~ 3 厘米，以感到施灸处温热、舒适为度。

【施灸时间】每日灸 2 ~ 3 次，每次 10 ~ 20 分钟。

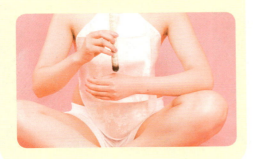

灸 巨阙

【功效】安神宁心，宽胸止痛。

【施灸方法】施灸时，被施灸者仰卧，施灸者手执艾条以点燃的一端对准施灸部位，距离皮肤 1.5 ~ 3 厘米。

【施灸时间】每日灸 2 ~ 3 次，每次 10 ~ 20 分钟，灸至皮肤产生红晕为止。

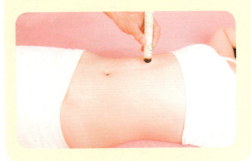

灸 内关

【功效】宁心安神，和胃降逆。

【施灸方法】施灸时，手执艾条以点燃的一端对准施灸部位，距离皮肤 1.5 ~ 3 厘米，以感到施灸处温热、舒适为度。

【施灸时间】每日灸 2 ~ 3 次，每次 10 ~ 20 分钟。

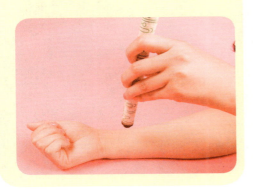

灸 中脘

【功效】和胃健脾，降逆利水。

【施灸方法】宜采用回旋灸。施灸时，被施灸者仰卧，施灸者手执艾条以点燃的一端对准施灸部位，距离皮肤 1.5 ~ 3 厘米。

【施灸时间】每日灸 2 ~ 3 次，每次 10 ~ 20 分钟。

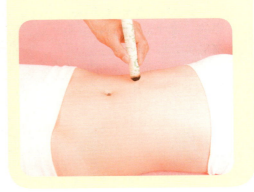

灸 脾俞

【功效】健脾和胃，利湿升清。

【施灸方法】施灸时，被施灸者俯卧，施灸者手执艾条以点燃的一端对准施灸部位，距离皮肤 1.5 ～ 3 厘米。

【施灸时间】每日灸 2 ～ 3 次，每次 10 ～ 20 分钟。

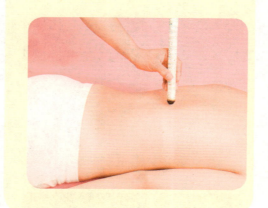

灸 胃俞

【功效】和胃健脾，理中降逆。

【施灸方法】施灸时，被施灸者俯卧，施灸者手执艾条以点燃的一端对准施灸部位，距离皮肤 1.5 ～ 3 厘米。

【施灸时间】每日灸 2 ～ 3 次，每次 10 ～ 20 分钟。

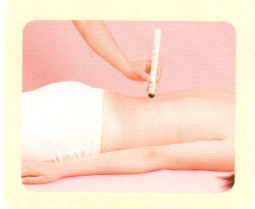

灸 足三里

【功效】补中益气，调解脾胃。

【施灸方法】采用温和灸。取坐位，手持艾条以点燃的一端对准施灸部位，距离皮肤 1.5 ～ 3 厘米。

【施灸时间】每日灸 2 ～ 3 次，每次 10 ～ 20 分钟。

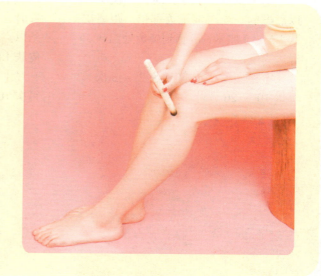

症状1：恶寒发热。

加灸 风池

【功效】平肝息风，祛风解毒。

【施灸方法】宜采用温和灸。施灸时，被施灸者取坐位，施灸者手执艾条以点燃的一端对准施灸部位，距离皮肤1.5～3厘米，以感到施灸处温热、舒适为度。

【施灸时间】每日灸1次，每次3～15分钟。

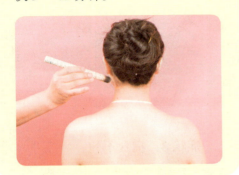

加灸 大椎

【功效】清热解表，截疟止痫。

【施灸方法】宜采用回旋灸。施灸时，被施灸者俯卧，施灸者手执艾条以点燃的一端对准施灸部位，距离皮肤1.5～3厘米，以感到施灸处温热、舒适为度。

【施灸时间】每日灸1次，每次10～15分钟，灸至皮肤产生红晕为止。

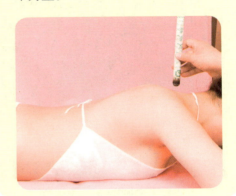

加灸 风门

【功效】祛除寒气，清脑醒志。

【施灸方法】宜采用回旋灸。施灸时，被施灸者俯卧，施灸者手执艾条以点燃的一端对准施灸部位，距离皮肤1.5～3厘米，以感到施灸处温热、舒适为度。

【施灸时间】每日灸1次，每次10～15分钟。

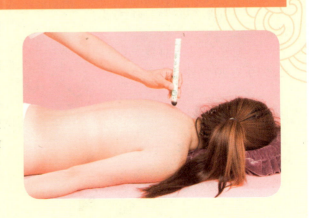

症状 2：呕吐痰涎。

加灸 章门

【功效】疏肝健脾，理气散结，清利湿热。

【施灸方法】宜采用回旋灸。施灸时，被施灸者俯卧，施灸者手执艾条以点燃的一端对准施灸部位，距离皮肤1.5～3厘米，以感到施灸处温热、舒适为度。

【施灸时间】每日灸2～3次，每次10～20分钟，灸至皮肤产生红晕为止。

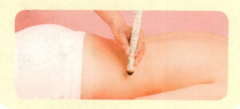

加灸 丰隆

【功效】健脾化痰，和胃降逆。

【施灸方法】取坐位，手执艾条以点燃的一端对准施灸部位，距离皮肤1.5～3厘米，以感到施灸处温热、舒适为度。

【施灸时间】每日灸2～3次，每次10～20分钟。

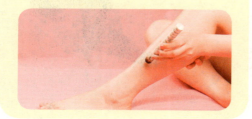

加灸 公孙

【功效】健脾胃，疏肝理气。

【施灸方法】取坐位，手执艾条以点燃的一端对准施灸部位，距离皮肤1.5～3厘米，以感到施灸处温热、舒适为度。

【施灸时间】每日灸2～3次，每次10～20分钟。

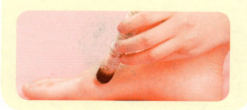

症状 3：宿食不化。

加灸 下脘

【功效】健脾和胃，降逆止呕。

【施灸方法】宜采用温和灸。施灸时，被施灸者仰卧，施灸者手执艾条以点燃的一端对准施灸部位，距离皮肤1.5～3厘米，以感到施灸处温热、舒适为度。

【施灸时间】每日灸2～3次，每次10～20分钟。

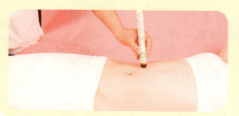

加灸 璇玑

【功效】宽胸利肺，止咳平喘。

【施灸方法】宜采用温和灸。施灸时，被施灸者仰卧，施灸者手执艾条以点燃的一端对准施灸部位，距离皮肤1.5～3厘米，以感到施灸处温热、舒适为度。

【施灸时间】每日灸2～3次，每次10～20分钟，灸至皮肤产生红晕为止。

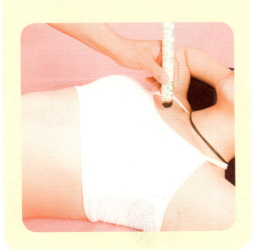

症状4：干呕。

加灸 间使

【功效】宁心安神，宽胸，治疟。

【施灸方法】宜采用温和灸。取坐位，手执艾条以点燃的一端对准施灸部位，距离皮肤1.5～3厘米，以感到施灸处温热、舒适为度。

【施灸时间】每日灸2～3次，每次10～20分钟。

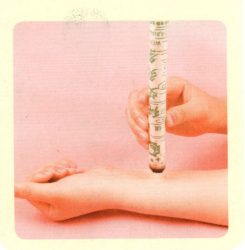

温馨小贴士
WEN XIN XIAO TIE SHI

　　恶心呕吐是临床上一种常见的症状，造成恶心呕吐的原因有很多种。肠胃不适引起的，饮食上要注意一些禁忌，如少吃油炸、肥甘食物，少吃甜食，食盐要限量，戒烟戒酒，不吃辛辣刺激性食物，冰凉冷饮更不要喝。这些食物会对胃肠壁黏膜造成很大的损害，增加胃的负担，诱发疾病的发生，平时饮食一定要注意。如果恶心呕吐频繁出现，最好去医院先检查一下，找准病因再进行科学有效的治疗。

呃逆

呃逆俗称"打嗝"，是指气逆上冲，喉间呃呃连声，声短而频繁，不能自制的一种病症，甚则妨碍谈话、咀嚼、呼吸、睡眠等。呃逆可单独发生，持续数分钟至数小时后不治而愈，但也有个别病例反复发生，虽经多方治疗仍迁延数月不愈。呃逆多由寒凉刺激，饮食过急、过饱，情绪激动，疲劳，呼吸过于深频等诱因引发。中医认为，呃逆主要由于饮食不节，正气亏虚，导致胃气上逆所致。艾灸相关穴位可以和胃降逆、调气理膈，轻松解除呃逆。

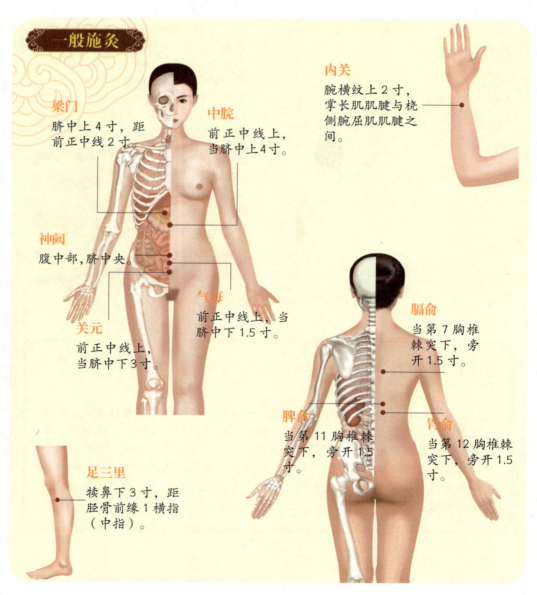

一般施灸

梁门
脐中上 4 寸，距前正中线 2 寸。

中脘
前正中线上，当脐中上 4 寸。

内关
腕横纹上 2 寸，掌长肌肌腱与桡侧腕屈肌肌腱之间。

神阙
腹中部，脐中央。

气海
前正中线上，当脐中下 1.5 寸。

关元
前正中线上，当脐中下 3 寸。

膈俞
当第 7 胸椎棘突下，旁开 1.5 寸。

脾俞
当第 11 胸椎棘突下，旁开 1.5 寸。

胃俞
当第 12 胸椎棘突下，旁开 1.5 寸。

足三里
犊鼻下 3 寸，距胫骨前缘 1 横指（中指）。

灸 中脘

【功效】和胃健脾，降逆利水。

【施灸方法】宜采用回旋灸。施灸时，被施灸者仰卧，施灸者手执艾条以点燃的一端对准施灸部位，距离皮肤 1.5 ～ 3 厘米，左右方向平行往复或反复旋转施灸。

【施灸时间】每日灸 1 ～ 2 次，每次 10 ～ 15 分钟。

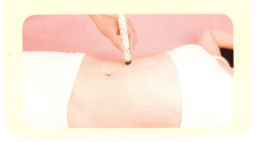

灸 内关

【功效】宁心安神，和胃降逆。

【施灸方法】施灸时，手执艾条以点燃的一端对准施灸部位，距离皮肤 1.5 ～ 3 厘米，以感到施灸处温热、舒适为度。

【施灸时间】每日灸 2 ～ 3 次，每次 10 ～ 15 分钟。

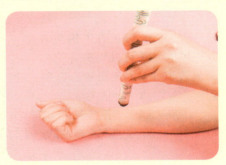

灸 膈俞

【功效】理气宽胸，和血止痒。

【施灸方法】宜采用回旋灸。施灸时，被施灸者俯卧，施灸者手执艾条以点燃的一端对准施灸部位，距离皮肤 1.5 ～ 3 厘米，左右方向平行往复或反复旋转施灸，以感到施灸处温热、舒适为度。

【施灸时间】每日灸 1 ～ 2 次，每次 15 ～ 20 分钟，灸至皮肤产生红晕为止。

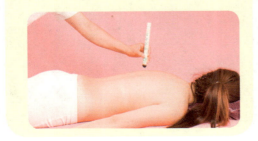

灸 足三里

【功效】补中益气，调解脾胃。

【施灸方法】采用温和灸。取坐位，手执艾条以点燃的一端对准施灸部位，距离皮肤 1.5 ～ 3 厘米，以感到施灸处温热、舒适为度。

【施灸时间】隔日灸 1 次，每次 10 ～ 20 分钟。

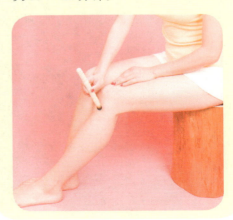

症状 1：因胃寒引起的呃逆。

加灸 梁门

【功效】调中气，和肠胃，化积滞。

【施灸方法】施灸时，被施灸者仰卧，施灸者手执艾条以点燃的一端对准施灸部位，距离皮肤 1.5 ~ 3 厘米，以感到施灸处温热、舒适为度。

【施灸时间】每日灸 1 次，每次 10 ~ 20 分钟，灸至皮肤产生红晕为止。

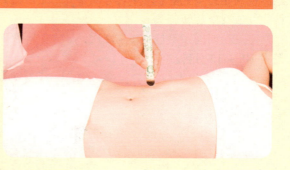

加灸 神阙

【功效】培元固本，和胃理肠。

【施灸方法】施灸时，被施灸者仰卧，施灸者手执艾条以点燃的一端对准施灸部位，距离皮肤 1.5 ~ 3 厘米，以感到施灸处温热、舒适为度。

【施灸时间】每日灸 1 次，每次 10 ~ 20 分钟，灸至皮肤产生红晕为止。

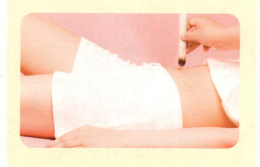

加灸 胃俞

【功效】调理气血，调理肝脾。

【施灸方法】施灸时，被施灸者俯卧，施灸者手执艾条以点燃的一端对准施灸部位，距离皮肤 1.5 ~ 3 厘米，以感到施灸处温热、舒适为度。

【施灸时间】每日灸 1 次，每次 10 ~ 20 分钟，灸至皮肤产生红晕为止。

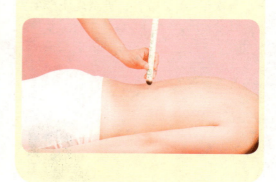

加灸 脾俞

【功效】健脾和胃，利湿升清。

【施灸方法】施灸时，被施灸者俯卧，施灸者手执艾条以点燃的一端对准施灸部位，距离皮肤1.5～3厘米，以感到施灸处温热、舒适为度。

【施灸时间】每日灸1次，每次3～15分钟，早晨施灸效果最好。

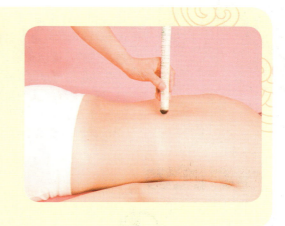

症状2：呃声低沉无力，面色苍白。

加灸 气海

【功效】利下焦，补元气，行气散滞。

【施灸方法】宜采用回旋灸。施灸时，被施灸者仰卧，施灸者手执艾条以点燃的一端对准施灸部位，距离皮肤1.5～3厘米，以感到施灸处温热、舒适为度。

【施灸时间】每日灸1～2次，每次10分钟，灸至皮肤产生红晕为止。

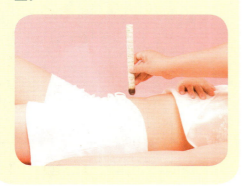

加灸 关元

【功效】补肾培元，温阳固脱。

【施灸方法】采用回旋灸。施灸时，被施灸者仰卧，施灸者手执艾条以点燃的一端对准施灸部位，距离皮肤1.5～3厘米，左右方向平行往复或反复旋转施灸，以感到施灸处温热、舒适为度。

【施灸时间】每日灸1～2次，每次20分钟，灸至皮肤产生红晕为止。

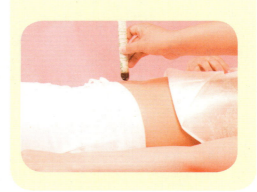

胃 痛

胃痛在中医学中又称胃脘痛，是指上腹胃脘部近心窝处发生疼痛的病症。引发胃痛的原因有两类：一是忧思恼怒，肝气失调，横逆犯胃，故治法以疏肝理气为主。二是脾不健运，胃失和降，宜用温通、补中等法，以恢复脾胃的功能。胃痛往往表现为食欲不振、胃部胀痛、恶心、泛酸等症状，尤其是吃生冷食物或者天气转凉时胃痛就会愈发明显。艾灸相关穴位可有效缓解胃痛。

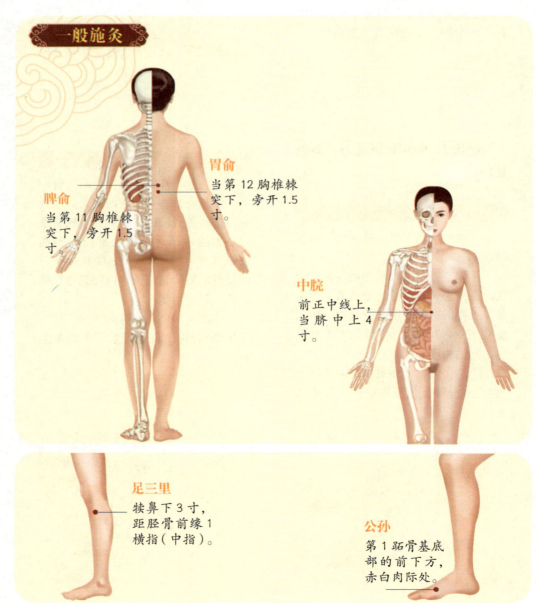

一般施灸

脾俞
当第 11 胸椎棘突下，旁开 1.5 寸。

胃俞
当第 12 胸椎棘突下，旁开 1.5 寸。

中脘
前正中线上，当脐中上 4 寸。

足三里
犊鼻下 3 寸，距胫骨前缘 1 横指（中指）。

公孙
第 1 跖骨基底部的前下方，赤白肉际处。

灸 中脘

【功效】和胃健脾，降逆利水。

【施灸方法】采用温和灸和／或回旋灸。施灸时，被施灸者仰卧，施灸者左手食指、中指置于施灸部位两侧，右手执艾条将点燃的一端对准施灸部位，距离皮肤约3厘米，以局部皮肤温热红晕，而不感到灼烧疼痛为度。

【施灸时间】每日灸1次，每次10～20分钟。

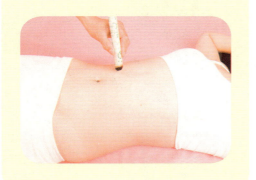

灸 足三里

【功效】补中益气，调解脾胃。

【施灸方法】采用温和灸。取坐位，手执艾条以点燃的一端对准施灸部位，距离皮肤1.5～3厘米，以感到施灸处温热、舒适为度。

【施灸时间】隔日灸1次，每次3～15分钟，灸至皮肤产生红晕为止。最好在每晚临睡前施灸。

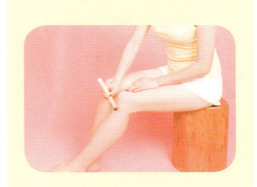

灸 胃俞

【功效】和胃健脾，理中降逆。

【施灸方法】施灸时，被施灸者俯卧，施灸者手执艾条以点燃的一端对准施灸部位，距离皮肤1.5～3厘米，以感到施灸处温热、舒适为度。

【施灸时间】每日灸1次，每次5～10分钟。

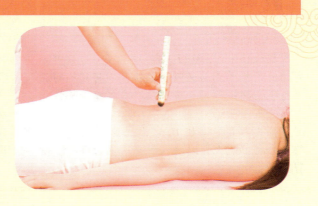

灸 脾俞

【功效】健脾和胃,利湿升清。

【施灸方法】施灸时,被施灸者俯卧,施灸者手执艾条以点燃的一端对准施灸部位,距离皮肤1.5～3厘米,以感到施灸处温热、舒适为度。

【施灸时间】每日灸2～3次,每次10～20分钟。

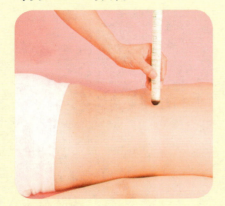

灸 公孙

【功效】健脾胃,疏肝理气。

【施灸方法】取坐位,手执艾条以点燃的一端对准施灸部位,距离皮肤1.5～3厘米,以感到施灸处温热、舒适为度。

【施灸时间】每日灸2～3次,每次10～20分钟。

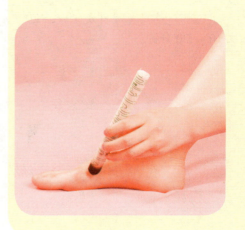

食疗良方
SHI LIAO LIANG FANG

胡椒葱汤

胡椒粉1克,葱白3克,姜6克。先烧开水,下姜、葱白,煮沸而成姜葱汤。胃痛时用热姜葱汤送服胡椒粉,或将胡椒粉放入姜葱汤中趁热饮即可缓解。暖胃行气止痛,适用于胃寒痛。胃热痛者忌服。

桂皮山楂汤

桂皮6克,山楂10克,红糖30克。先用水煎山楂15分钟,后入桂皮,待山楂将熟熄火,滤汁入红糖,调匀即可。趁热饮服。温胃消食止痛,适用于胃脘痛。

腹痛

腹痛是指由于各种原因引起的腹腔内外脏器的病变，而表现为腹部的疼痛。《症因脉治》卷四："痛在胃之下，脐之四旁，毛际之上，名曰腹痛。"腹痛可分为急性与慢性两类。《万病回春》卷五："腹痛有寒、热、食、血、湿、痰、虫、虚、实九般也。"腹痛绵绵，时痛时止，喜温喜按，神疲、怯冷、大便溏薄，多为寒邪内积，脾阳不振之症。病痛急躁，腹部拒按，嗳腐吞酸，痛而欲泄，泄而痛减，多为食积之症。艾灸相关穴位可有效缓解腹痛。

一般施灸

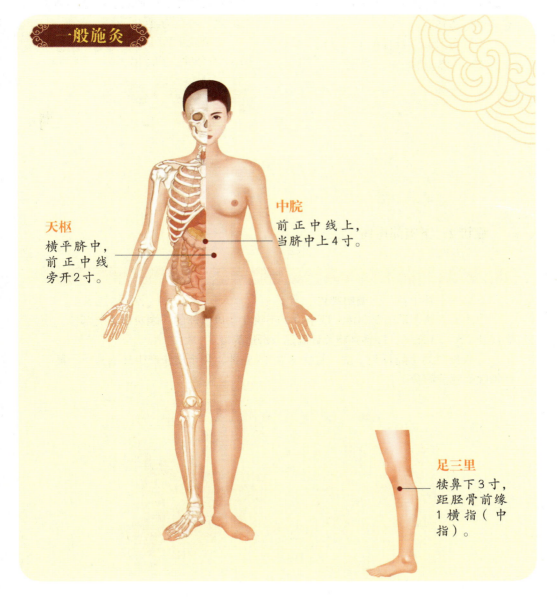

天枢
横平脐中，
前正中线
旁开2寸。

中脘
前正中线上，
当脐中上4寸。

足三里
犊鼻下3寸，
距胫骨前缘
1横指（中
指）。

症状1：上腹部疼痛。

灸 中脘

【功效】和胃健脾，降逆利水。

【施灸方法】宜采用回旋灸。施灸时，被施灸者仰卧，施灸者手执艾条以点燃的一端对准施灸部位，距离皮肤1.5～3厘米，左右方向平行往复或反复旋转施灸。

【施灸时间】每日灸1～2次，每次10～15分钟。

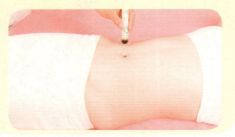

灸 天枢

【功效】疏调肠腑，理气行滞，消食。

【施灸方法】宜采用回施灸。施灸时，被施灸者仰卧，施灸者手执艾条以点燃的一端对准施灸部位，距离皮肤1.5～3厘米，左右方向平行往复或反复旋转施灸，以感到施灸处温热、舒适为度。

【施灸时间】每日灸1次，每次10～20分钟，一般10天为1个疗程。

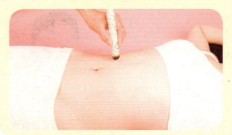

症状2：下腹部疼痛。

灸 足三里

【功效】补中益气，调解脾胃。

【施灸方法】采用温和灸。取坐位，手执艾条以点燃的一端对准施灸部位，距离皮肤1.5～3厘米，以感到施灸处温热、舒适为度。

【施灸时间】隔日灸1次，每次3～15分钟，灸至皮肤产生红晕为止。最好在每晚临睡前施灸。

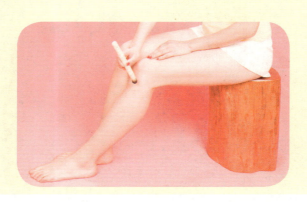

慢性腹泻属于功能性腹泻，指的是肠功能紊乱引起的腹泻，包括结肠过敏、情绪性、消化不良引起的腹泻。症状表现有腹痛胀气，排气排便后疼痛或消失，稀便与硬便交替出现。慢性腹泻病程迁延，反复发作，可达数月、数年不愈。中医认为胃为水谷之海，主降，脾主运化，主升，脾胃健旺、脾健胃和，则水谷腐熟吸收功能正常，气血以行营卫；一旦饮食失节、寒温不调等致脾胃受伤，则水反为湿，谷反为滞，精华之气不能运化乃至合污下降而泄泻作矣。艾灸相关穴位可以治疗此病。

慢性腹泻

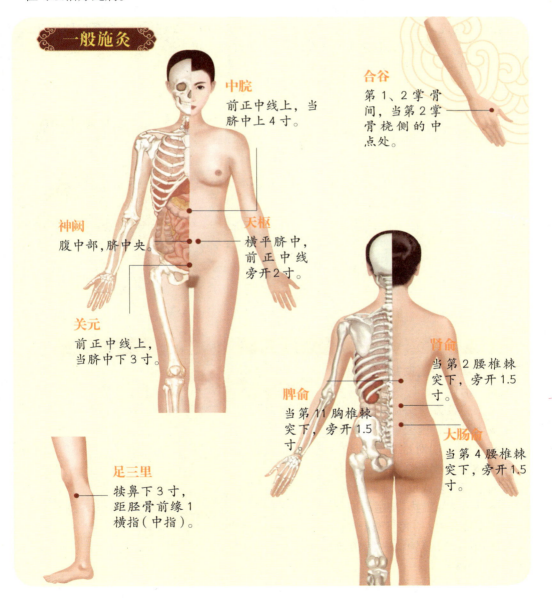

一般施灸

中脘
前正中线上，当脐中上4寸。

合谷
第1、2掌骨间，当第2掌骨桡侧的中点处。

神阙
腹中部，脐中央。

天枢
横平脐中，前正中线旁开2寸。

关元
前正中线上，当脐中下3寸。

肾俞
当第2腰椎棘突下，旁开1.5寸。

脾俞
当第11胸椎棘突下，旁开1.5寸。

大肠俞
当第4腰椎棘突下，旁开1.5寸。

足三里
犊鼻下3寸，距胫骨前缘1横指（中指）。

灸 中脘

【功效】和胃健脾，降逆利水。

【施灸方法】采用温和灸和 / 或回旋灸。施灸时，被施灸者仰卧，施灸者左手食指、中指置于施灸部位两侧，右手执艾条以点燃的一端以准施灸部位，距离皮肤约3厘米，以局部皮肤温热红晕，而不感到灼烧疼痛为度。

【施灸时间】每日灸 1 ~ 2 次，每次 10 ~ 15 分钟。

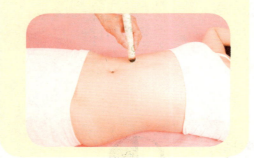

灸 神阙

【功效】培元固本，和胃理肠。

【施灸方法】施灸时，被施灸者仰卧，施灸者手执艾条以点燃的一端对准施灸部位，距离皮肤 1.5 ~ 3 厘米，以感到施灸处温热、舒适为度。

【施灸时间】每日灸 1 ~ 2 次，每次 10 ~ 20 分钟，灸至皮肤产生红晕为止。

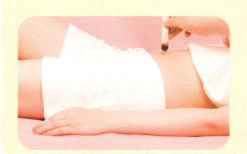

灸 天枢

【功效】疏调肠腑，理气行滞，消食。

【施灸方法】施灸时，被施灸者仰卧，施灸者手执艾条以点燃的一端对准施灸部位，距离皮肤 1.5 ~ 3 厘米，左右方向平行往复或反复旋转施灸，以感到施灸处温热、舒适为度。

【施灸时间】每日灸 1 次，每次 10 ~ 20 分钟，一般 10 天为 1 个疗程。

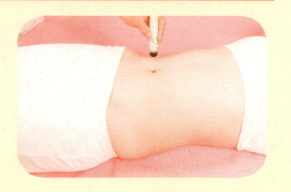

灸 足三里

【功效】补中益气，调解脾胃。

【施灸方法】采用温和灸。取坐位，手执艾条以点燃的一端对准施灸部位，距离皮肤1.5～3厘米，以感到施灸处温热、舒适为度。

【施灸时间】隔日灸1次，每次3～15分钟，灸至皮肤产生红晕为止。最好在每晚临睡前施灸。

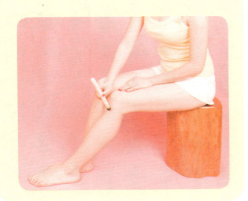

灸 合谷

【功效】镇静止痛，通经活络，清热解表。

【施灸方法】宜采用温和灸。施灸时，手执艾条以点燃的一端对准施灸部位，距离皮肤1.5～3厘米，以感到施灸处温热、舒适为度。

【施灸时间】每日灸1次，每次10～20分钟，灸至皮肤产生红晕为止。

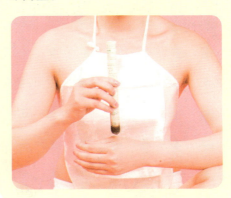

对症施灸

症状：黎明前脐腹部疼痛、肠鸣，排便后疼痛减轻。

加灸 脾俞

【功效】健脾和胃，利湿升清。

【施灸方法】施灸时，被施灸者俯卧，施灸者手执艾条以点燃的一端对准施灸部位，距离皮肤1.5～3厘米，以感到施灸处温热、舒适为度。

【施灸时间】每日灸1次，每次3～15分钟，灸至皮肤产生红晕为止。

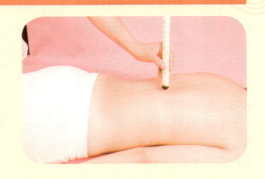

加灸 肾俞

【功效】益肾助阳，强腰利水。

【施灸方法】采用回旋灸。施灸时，被施灸者俯卧，施灸者手执艾条以点燃的一端对准施灸部位，距离皮肤 1.5 ～ 3 厘米，左右方向平行往复或反复旋转施灸，以感到施灸处温热、舒适为度。

【施灸时间】每日灸 1 次，每次 3 ～ 15 分钟，灸至皮肤产生红晕为止。

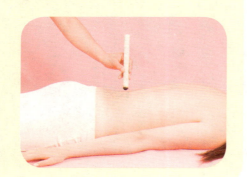

加灸 关元

【功效】补肾培元，温阳固脱。

【施灸方法】采用回旋灸。施灸时，被施灸者仰卧，施灸者手执艾条以点燃的一端对准施灸部位，距离皮肤 1.5 ～ 3 厘米，左右方向平行往复或反复旋转施灸，以感到施灸处温热、舒适为度。

【施灸时间】每日灸 1 ～ 2 次，每次 20 分钟，灸至皮肤产生红晕为止。

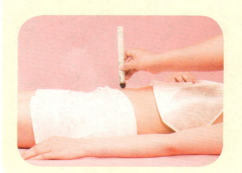

加灸 大肠俞

【功效】理气降逆，调和肠胃。

【施灸方法】采用温和灸。施灸时，被施灸者俯卧，施灸者手执艾条以点燃的一端对准施灸部位，距离皮肤 1.5 ～ 3 厘米，以感到施灸处温热、舒适为度。

【施灸时间】每日灸 1 次，每次 10 ～ 15 分钟，灸至皮肤产生红晕为止。

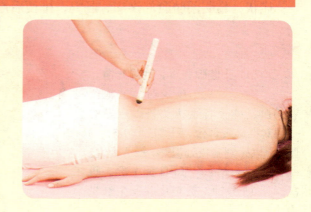

心悸是一种患者自觉的心脏跳动不适感或类似心慌的感觉。一般是当心率加快时感到心脏跳动不适，当心率减慢时感到心脏搏动有力。心悸时心率可快可慢或心律不齐，但也有人心悸时心率是正常的。心悸发作时常伴有胸闷、憋气、头晕、全身发抖、手足出汗等症状。

心悸大多缘于长期的心理高压、突然受到剧烈惊吓或局部外伤等因素损伤了心气，所以心悸的康复灸法就是在引导患者对自己的心理状态作出正确调整的同时利用艾灸恢复其心气，从而达到根治或明显改善病症的作用。而对于外伤引起的心悸则最好先治好外伤再施用本法。

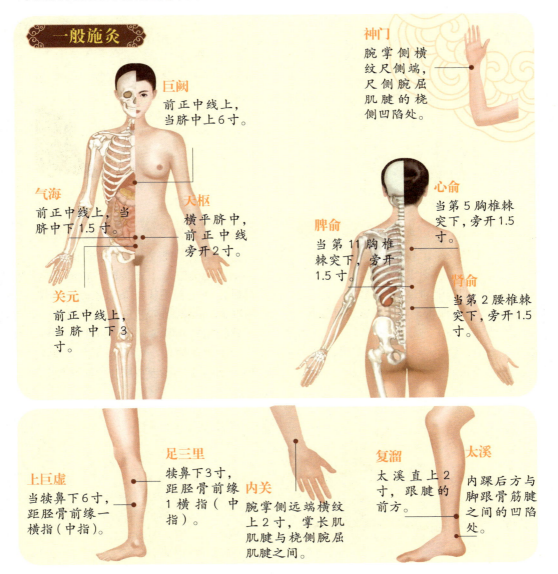

一般施灸

巨阙
前正中线上，当脐中上6寸。

神门
腕掌侧横纹尺侧端，尺侧腕屈肌腱的桡侧凹陷处。

气海
前正中线上，当脐中下1.5寸。

天枢
横平脐中，前正中线旁开2寸。

心俞
当第5胸椎棘突下，旁开1.5寸。

脾俞
当第11胸椎棘突下，旁开1.5寸。

肾俞
当第2腰椎棘突下，旁开1.5寸。

关元
前正中线上，当脐中下3寸。

上巨虚
当犊鼻下6寸，距胫骨前缘一横指（中指）。

足三里
犊鼻下3寸，距胫骨前缘1横指（中指）。

内关
腕掌侧远端横纹上2寸，掌长肌肌腱与桡侧腕屈肌腱之间。

复溜
太溪直上2寸，跟腱的前方。

太溪
内踝后方与脚跟骨筋腱之间的凹陷处。

灸 神门

【功效】益心安神，通经活络。

【施灸方法】宜采用温和灸。取坐位，手执艾条以点燃的一端对准施灸部位，距离皮肤1.5～3厘米，以感到施灸处温热、舒适为度。

【施灸时间】每日灸1次，每次3～15分钟。

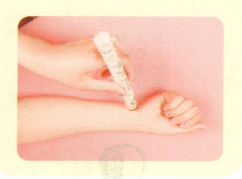

灸 心俞

【功效】宽胸理气，通络安神。

【施灸方法】施灸时，被施灸者俯卧，施灸者手执艾条以点燃的一端对准施灸部位，距离皮肤1.5～3厘米，以感到施灸处温热、舒适为度。

【施灸时间】每日灸1次，每次3～15分钟，灸至皮肤产生红晕为止。

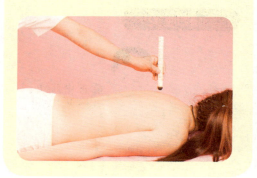

灸 内关

【功效】宁心安神，和胃降逆。

【施灸方法】施灸时，手执艾条以点燃的一端对准施灸部位，距离皮肤1.5～3厘米，以感到施灸处温热、舒适为度。

【施灸时间】每日灸1次，每次3～15分钟。

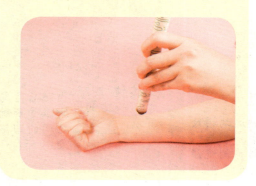

灸 巨阙

【功效】理气宁心，宽胸止痛。

【施灸方法】施灸时，被施灸者仰卧，施灸者手执艾条以点燃的一端对准施灸部位，距离皮肤1.5～3厘米，以感到施灸处温热、舒适为度。

【施灸时间】每日灸1次，每次10～20分钟，灸至皮肤产生红晕为止。

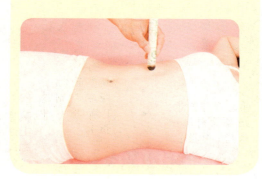

症状1：心悸时伴出汗、气短。

加灸 足三里

【功效】补中益气，调解脾胃。

【施灸方法】采用温和灸。取坐位，手执艾条以点燃的一端对准施灸部位，距离皮肤1.5～3厘米，以感到施灸处温热、舒适为度。

【施灸时间】每日灸1次，每次3～15分钟，灸至皮肤产生红晕为止。最好在每晚临睡前施灸。

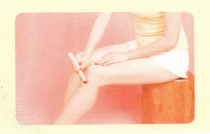

症状2：腹胀、大便稀薄。

加灸 脾俞

【功效】健脾和胃，利湿升清。

【施灸方法】施灸时，被施灸者俯卧，施灸者手执艾条以点燃的一端对准施灸部位，距离皮肤1.5～3厘米，以感到施灸处温热、舒适为度。

【施灸时间】每日灸1次，每次3～15分钟。

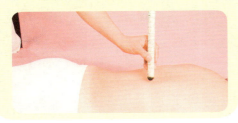

加灸 复溜

【功效】补肾滋阴。

【施灸方法】宜采用温和灸。施灸时，手执艾条以点燃的一端对准施灸部位，距离皮肤1.5～3厘米，以感到施灸处温热、舒适为度。

【施灸时间】每日灸1次，每次10～20分钟。

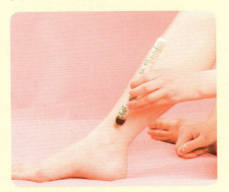

加灸 上巨虚

【功效】调和肠胃，通经活络。

【施灸方法】取坐位，手执艾条以点燃的一端对准施灸部位，距离皮肤1.5～3厘米，以感到施灸处温热、舒适为度。

【施灸时间】每日灸1次，每次3～15分钟，灸至皮肤产生红晕为止。

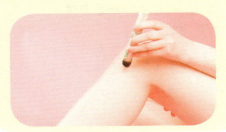

加灸 天枢

【功效】疏调肠腑，理气行滞，消食。

【施灸方法】施灸时，被施灸者仰卧，施灸者手执艾条以点燃的一端对准施灸部位，距离皮肤1.5 ~ 3厘米，左右方向平行往复或反复旋转施灸，以感到施灸处温热、舒适为度。

【施灸时间】每日灸1次，每次10 ~ 15分钟。

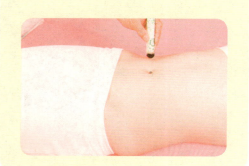

症状3：多梦。

加灸 肾俞

【功效】益肾助阳，强腰利水。

【施灸方法】施灸时，被施灸者俯卧，施灸者手执艾条以点燃的一端对准施灸部位，距离皮肤1.5 ~ 3厘米，左右方向平行往复或反复旋转施灸，以感到施灸处温热、舒适为度。

【施灸时间】每日灸1次，每次3 ~ 15分钟，灸至皮肤产生红晕为止。

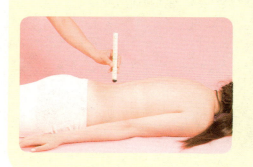

加灸 太溪

【功效】滋阴益肾，壮阳强腰。

【施灸方法】取坐位，手执艾条以点燃的一端对准施灸部位，距离皮肤1.5 ~ 3厘米，以感到施灸处温热、舒适为度。

【施灸时间】每日灸1次，每次3 ~ 15分钟，灸至皮肤产生红晕为止。

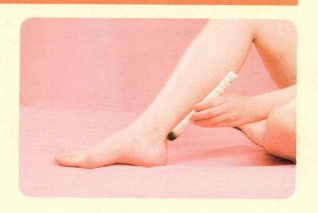

症状4：手足冰冷。

加灸 关元

【功效】补肾培元，温阳固脱。

【施灸方法】采用回旋灸。施灸时，被施灸者仰卧，施灸者手执艾条以点燃的一端对准施灸部位，距离皮肤1.5～3厘米，左右方向平行往复或反复旋转施灸，以感到施灸处温热、舒适为度。

【施灸时间】每日灸1～2次，每次10～15分钟。

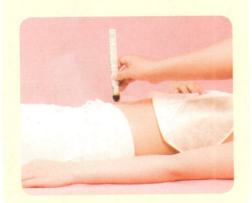

加灸 气海

【功效】利下焦，补元气，行气散滞。

【施灸方法】宜采用回旋灸。施灸时，被施灸者仰卧，施灸者手执艾条以点燃的一端对准施灸部位，距离皮肤1.5～3厘米，左右方向平行往复或反复旋转施灸，以感到施灸处温热、舒适为度。

【施灸时间】每日灸1～2次，每次10分钟左右，灸至皮肤产生红晕为止。

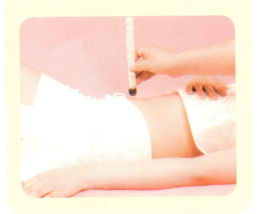

温馨小贴士
WEN XIN XIAO TIE SHI

　　心悸患者应保持精神乐观、情绪稳定，坚定信心，坚持治疗。应避免惊恐刺激及忧思恼怒等。生活作息要有规律。饮食有节，宜进食营养丰富而易消化吸收的食物，宜低脂、低盐饮食，忌烟酒、浓茶。轻症可从事适当体力活动，以不觉劳累、不加重症状为度，避免剧烈活动。重症应卧床休息，还应及早发现变证、坏病先兆症状，做好急救准备。

头 痛

头痛是人们生活中最常见的症状之一，是很多疾病的一种表现，也是人体受到刺激后产生的一种保护性反应。头痛一般指头颅上半部（即眉弓、耳郭上部、枕外隆突连线以上部位）的疼痛，有些面痛、颈痛因与头痛关系密切，有时与头痛难以详细区分。引起头痛的原因繁多，头痛的程度轻重不一，头痛的病程有长有短，多数为不严重的所谓功能性的长期慢性头痛，这些头痛患者脑内并无严重的器质性病变，它虽不引起严重后果，但影响人们的生活质量。另有一些头痛是致命性疾患引起的，必须高度警惕。艾灸相关穴位，能良性地调节大脑皮层的功能活动，改善脑血管舒缩功能，促进脑血液循环，使脑功能恢复正常，从而达到治疗头痛的目的。

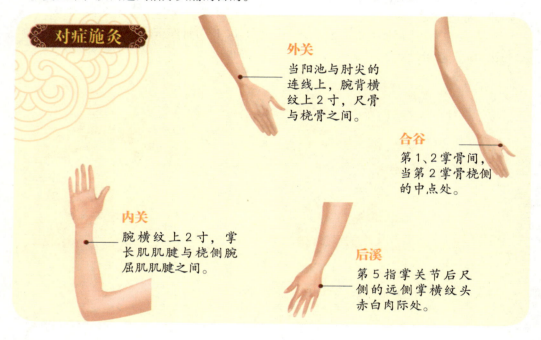

对症施灸

外关
当阳池与肘尖的连线上，腕背横纹上2寸，尺骨与桡骨之间。

合谷
第1、2掌骨间，当第2掌骨桡侧的中点处。

内关
腕横纹上2寸，掌长肌肌腱与桡侧腕屈肌肌腱之间。

后溪
第5指掌关节后尺侧的远侧掌横纹头赤白肉际处。

足临泣
第4、5趾间，趾蹼缘后方赤白肉际处。

太冲
第1、2跖骨连接部前方凹陷中。

束骨
足小趾本节（第5跖趾关节）的后方，赤白肉际处。

阴陵泉
当胫骨内侧髁后下方凹陷处。

症状1：前额疼痛。

灸 合谷

【功效】镇静止痛，通经活络，清热解表。

【施灸方法】宜采用温和灸。施灸时，手执艾条以点燃的一端对准施灸部位，距离皮肤1.5～3厘米，以感到施灸处温热、舒适为度。

【施灸时间】每日灸1次，每次10～20分钟，灸至皮肤产生红晕为止。

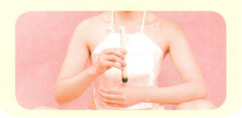

症状2：偏头痛。

灸 外关

【功效】清热解毒，解痉止痛。

【施灸方法】施灸时，手执艾条以点燃的一端对准施灸部位，距离皮肤1.5～3厘米，以感到施灸处温热、舒适为度。

【施灸时间】每日灸1～2次，每次10～15分钟。

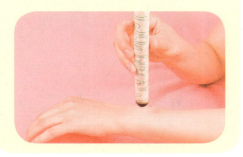

灸 阴陵泉

【功效】清利湿热，健脾理气。

【施灸方法】宜采用温和灸。施灸时，手执艾条以点燃的一端对准施灸部位，距离皮肤1.5～3厘米，以感到施灸处温热、舒适为度。

【施灸时间】每日灸1次，每次3～15分钟。

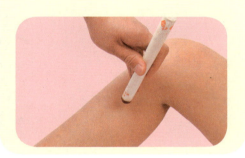

灸 足临泣

【功效】祛风，泻火。

【施灸方法】施灸时，手执艾条以点燃的一端对准施灸部位，距离皮肤1.5～3厘米，以感到施灸处温热、舒适为度。

【施灸时间】每日灸1～2次，每次10～15分钟。

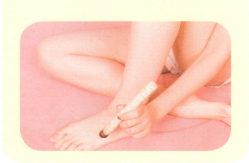

灸 后溪

【功效】疏经，通窍，宁神。

【施灸方法】宜采用温和灸。施灸时，手执艾条以点燃的一端对准施灸部位，距离皮肤 1.5 ~ 3 厘米，以感到施灸处温热、舒适为度，灸至皮肤产生红晕为止。

【施灸时间】每日灸 1 次，每次 5 ~ 10 分钟。

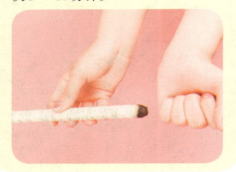

灸 束骨

【功效】清热止痉，明目舒筋。

【施灸方法】宜采用温和灸。施灸时，手执艾条以点燃的一端对准施灸部位，距离皮肤 1.5 ~ 3 厘米，以感到施灸处温热、舒适为度，灸至皮肤产生红晕为止。

【施灸时间】每日灸 1 次，每次 5 ~ 10 分钟。

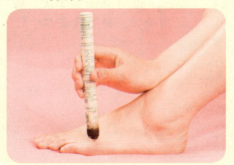

症状 3：头顶痛。

灸 内关

【功效】宁心安神，和胃降逆。

【施灸方法】施灸时，手执艾条以点燃的一端对准施灸部位，距离皮肤 1.5 ~ 3 厘米，以感到施灸处温热、舒适为度。

【施灸时间】每日灸 1 次，每次 3 ~ 15 分钟。

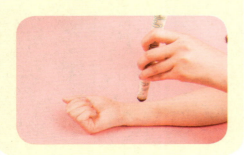

灸 太冲

【功效】平肝息风，清热利湿，通络止痛。

【施灸方法】施灸时，手执艾条以点燃的一端对准施灸部位，距离皮肤 1.5 ~ 3 厘米，以感到施灸处温热、舒适为度。

【施灸时间】每日灸 1 次，每次 20 分钟。

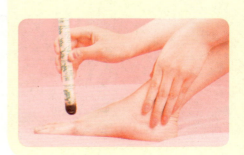

心绞痛是指由于冠状动脉粥样硬化狭窄导致冠状动脉供血不足，心肌暂时缺血与缺氧所引起的以心前区疼痛为主要临床表现的一组综合征。其特点为阵发性前胸压榨性疼痛，可伴有其他症状，疼痛主要位于胸骨后部，可放射至心前区与左上肢，常发生于劳动或情绪激动时，每次发作 3 ~ 5 分钟，可数日一次，也可一日数次，休息或用硝酸酯制剂后消失。本病多见于男性，多数患者在 40 岁以上，劳累、情绪激动、饱食、受寒、阴雨天气等为其常见的诱因。中医认为"人年四十，阴气自半"，肾气已虚，鼓动血脉运行之力不足，机体内已有血行迟缓，聚湿生痰，瘀而不通之势，这是本病发生的前提和基础。艾灸相关穴位可以健脾化痰、活血化瘀、疏肝理气，改善相关功能状态。

心绞痛

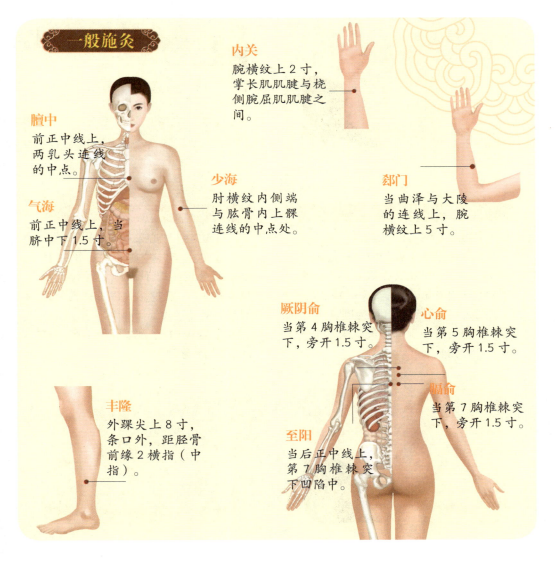

一般施灸

内关
腕横纹上 2 寸，掌长肌肌腱与桡侧腕屈肌肌腱之间。

膻中
前正中线上，两乳头连线的中点。

少海
肘横纹内侧端与肱骨内上髁连线的中点处。

郄门
当曲泽与大陵的连线上，腕横纹上 5 寸。

气海
前正中线上，当脐中下 1.5 寸。

厥阴俞
当第 4 胸椎棘突下，旁开 1.5 寸。

心俞
当第 5 胸椎棘突下，旁开 1.5 寸。

膈俞
当第 7 胸椎棘突下，旁开 1.5 寸。

丰隆
外踝尖上 8 寸，条口外，距胫骨前缘 2 横指（中指）。

至阳
当后正中线上，第 7 胸椎棘突下凹陷中。

灸 心俞

【功效】宽胸理气，通络安神。

【施灸方法】施灸时，被施灸者俯卧，施灸者手执艾条以点燃的一端对准施灸部位，距离皮肤 1.5 ~ 3 厘米，以感到施灸处温热、舒适为度。

【施灸时间】每日灸 1 次，每次 10 ~ 20 分钟。

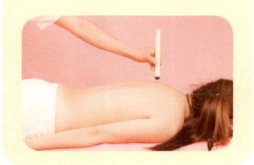

灸 至阳

【功效】理气宽胸，疏肝和胃。

【施灸方法】施灸时，被施灸者俯卧，施灸者手执艾条以点燃的一端对准施灸部位，距离皮肤 1.5 ~ 3 厘米，以感到施灸处温热、舒适为度。

【施灸时间】每日灸 1 次，每次 10 ~ 20 分钟。

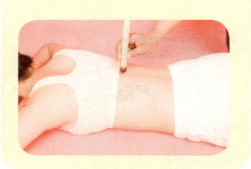

灸 厥阴俞

【功效】调气止痛。

【施灸方法】施灸时，被施灸者俯卧，施灸者手执艾条以点燃的一端对准施灸部位，距离皮肤 1.5 ~ 3 厘米，以感到施灸处温热、舒适为度。

【施灸时间】每日灸 1 次，每次 10 ~ 20 分钟。

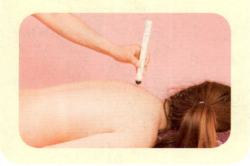

灸 内关

【功效】宁心安神，和胃降逆。

【施灸方法】施灸时，手执艾条以点燃的一端对准施灸部位，距离皮肤 1.5 ~ 3 厘米，以感到施灸处温热、舒适为度。

【施灸时间】每日灸 1 次，每次 3 ~ 15 分钟。

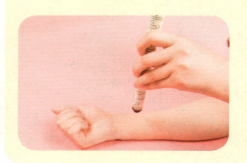

灸 膻中

【功效】利上焦，宽胸膈，降气通络。

【施灸方法】宜采用回旋灸。施灸时，被施灸者仰卧，施灸者手执艾条以点燃的一端对准施灸部位，距离皮肤 1.5 ~ 3 厘米，左右方向平行往复或反复旋转施灸，以感到施灸处温热、舒适为度。

【施灸时间】每日灸 1 次，每次 10 ~ 20 分钟。

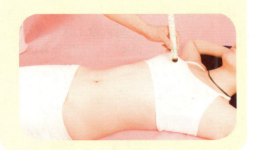

灸 少海

【功效】理气通络，益心安神，降浊升清。

【施灸方法】施灸时，手执艾条以点燃的一端对准施灸部位，距离皮肤 1.5 ~ 3 厘米，以感到施灸处温热、舒适为度。

【施灸时间】每日灸 1 次，每次 10 ~ 20 分钟，灸至皮肤产生红晕为止。

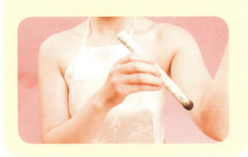

对症施灸

症状 1：心胸疼痛突然发作，时快时慢，伴有胸闷、恶心。

加灸 丰隆

【功效】健脾化痰，和胃降逆。

【施灸方法】取坐位，手执艾条以点燃的一端对准施灸部位，距离皮肤 1.5 ~ 3 厘米，以感到施灸处温热、舒适为度。

【施灸时间】每日灸 1 次，每次 10 ~ 20 分钟。

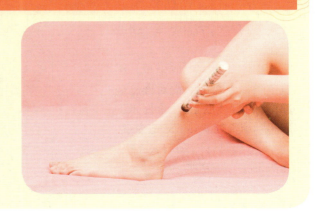

症状 2：胸痛如同刀绞，疼痛放射至背部，四肢寒冷。

加灸 膈俞

【功效】理气宽胸，和血止痒。

【施灸方法】施灸时，被施灸者俯卧，施灸者手执艾条以点燃的一端对准施灸部位，距离皮肤 1.5 ～ 3 厘米，以感到施灸处温热、舒适为度。

【施灸时间】每日灸 1 次，每次 10 ～ 20 分钟。

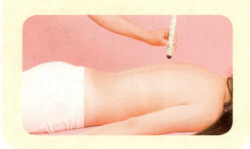

症状 3：心胸闷痛，面色发冷，四肢寒冷。

加灸 气海

【功效】利下焦，补元气，行气散滞。

【施灸方法】宜采用回旋灸。施灸时，被施灸者仰卧，施灸者手执艾条以点燃的一端对准施灸部位，距离皮肤 1.5 ～ 3 厘米，左右方向平行往复或反复旋转施灸，以感到施灸处温热、舒适为度。

【施灸时间】每日灸 1 次，每次 10 ～ 20 分钟，灸至皮肤产生红晕为止。

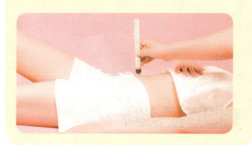

症状 4：疼痛不止。

加灸 郄门

【功效】宁心安神，清营止血。

【施灸方法】取坐位，手执艾条以点燃的一端对准施灸部位，距离皮肤 1.5 ～ 3 厘米，以感到施灸处温热、舒适为度。

【施灸时间】每日灸 1 次，每次 10 ～ 20 分钟。

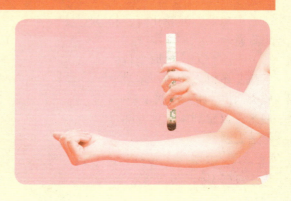

中风是指以突然昏倒、失去知觉、不省人事、口眼歪斜、语言不利、肢体麻木为主要症状的疾病。本病起病急，变换多，症状表现为突然口眼歪斜、舌强语塞、半身不遂、肢体麻木，或兼有头疼、头晕、腰膝酸重。中医认为年老体衰，或劳累过度，至经血不足，肾水不能滋养肝火，肝阳上亢，肝风内动发为中风；或饮食不节、嗜酒过度损伤脾胃，脾失健运，聚湿生痰，痰浊内扰，蒙蔽心窍，流窜经络，发为中风；或情志所伤，如暴喜、盛怒致心火偏亢，肝风暴张，风火相煽，气血逆乱于上，发为中风。艾灸相关穴位能够通经活络、调和气血，从而减轻症状。

中风

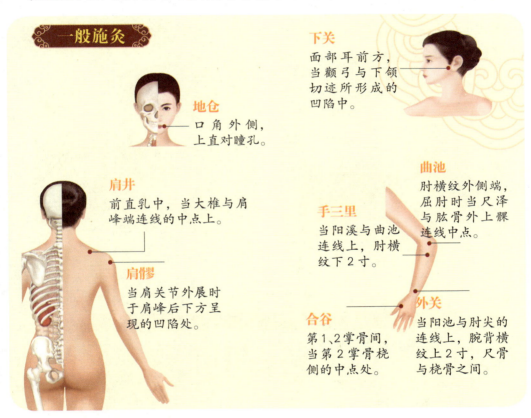

一般施灸

下关
面部耳前方，当颧弓与下颌切迹所形成的凹陷中。

地仓
口角外侧，上直对瞳孔。

肩井
前直乳中，当大椎与肩峰端连线的中点上。

肩髎
当肩关节外展时于肩峰后下方呈现的凹陷处。

曲池
肘横纹外侧端，屈肘时当尺泽与肱骨外上髁连线中点。

手三里
当阳溪与曲池连线上，肘横纹下2寸。

外关
当阳池与肘尖的连线上，腕背横纹上2寸，尺骨与桡骨之间。

合谷
第1、2掌骨间，当第2掌骨桡侧的中点处。

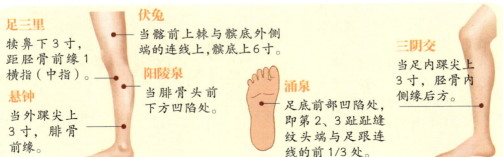

足三里
犊鼻下3寸，距胫骨前缘1横指（中指）。

悬钟
当外踝尖上3寸，腓骨前缘。

伏兔
当髂前上棘与髌底外侧端的连线上，髌底上6寸。

阳陵泉
当腓骨头前下方凹陷处。

涌泉
足底前部凹陷处，即第2、3趾趾缝纹头端与足跟连线的前1/3处。

三阴交
当足内踝尖上3寸，胫骨内侧缘后方。

灸 足三里

【功效】补中益气，调解脾胃。

【施灸方法】采用温和灸。取坐位，手执艾条以点燃的一端对准施灸部位，距离皮肤 1.5 ~ 3 厘米，以感到施灸处温热、舒适为度。

【施灸时间】隔日灸 1 次，每次 10 ~ 15 分钟，灸至皮肤产生红晕为止。

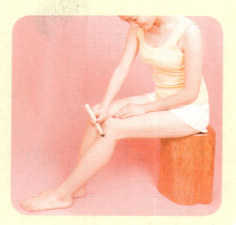

灸 悬钟

【功效】调和气血。

【施灸方法】宜采用温和灸。施灸时，手执艾条以点燃的一端对准施灸部位，距离皮肤 1.5 ~ 3 厘米处，以感到施灸处温热、舒适为度。

【施灸时间】每日灸 1 次，每次 5 ~ 10 分钟。

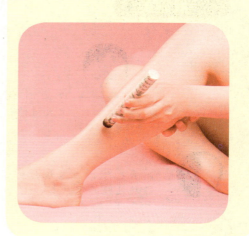

灸 涌泉

【功效】滋肾益阴，平肝息风。

【施灸方法】采用温和灸。手执艾条以点燃的一端对准施灸部位，距离皮肤 1.5 ~ 3 厘米，以感到施灸处温热、舒适为度。

【施灸时间】每日灸 1 次，每次 5 ~ 15 分钟，灸至皮肤产生红晕为止。最好在每晚临睡前施灸。

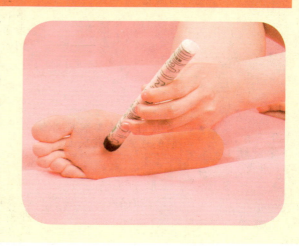

症状 1：上肢瘫痪。

加灸 肩井

【功效】祛风清热，活络消肿。

【施灸方法】采用温和灸。被施灸者俯卧，施灸者手执艾条以点燃的一端对准施灸部位，距离皮肤 1.5 ~ 3 厘米，以感到施灸处温热、舒适为度。

【施灸时间】每日灸 1 次，每次 10 ~ 20 分钟，15 次为 1 个疗程。初病时每日灸 1 次，恢复期或后遗症期隔日灸 1 次。

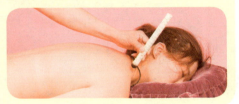

加灸 曲池

【功效】解表热，清热毒。

【施灸方法】宜采用温和灸。施灸时，手执艾条以点燃的一端对准施灸部位，距离皮肤 1.5 ~ 3 厘米，以感到施灸处温热、舒适为度。

【施灸时间】每日灸 1 次，每次 10 ~ 20 分钟，灸至皮肤产生红晕为止，15 次为 1 个疗程。初病时每日灸 1 次，恢复期或后遗症期隔日灸 1 次。

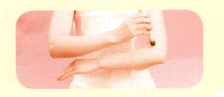

加灸 肩髎

【功效】升清降浊。

【施灸方法】采用温和灸。被施灸者俯卧，施灸者手执艾条以点燃的一端对准施灸部位，距离皮肤 1.5 ~ 3 厘米，以感到施灸处温热、舒适为度。

【施灸时间】每日灸 1 次，每次 10 ~ 20 分钟，15 次为 1 个疗程。初病时每日灸 1 次，恢复期或后遗症期隔日灸 1 次。

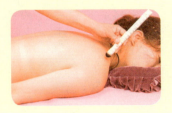

加灸 合谷

【功效】镇静止痛，通经活络，清热解表。

【施灸方法】宜采用温和灸。施灸时，手执艾条以点燃的一端对准施灸部位，距离皮肤 1.5 ~ 3 厘米，以感到施灸处温热、舒适为度。

【施灸时间】每日灸 1 次，每次 10 ~ 20 分钟，灸至皮肤产生红晕为止，15 次为 1 个疗程。初病时每日灸 1 次，恢复期或后遗症期隔日灸 1 次。

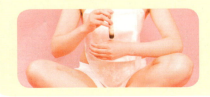

加灸 手三里

【功效】通经活络，清热明目，调理肠胃。

【施灸方法】宜采用温和灸。施灸时，手执艾条以点燃的一端对准施灸部位，距离皮肤1.5～3厘米，以感到施灸处温热、舒适为度。

【施灸时间】每日灸1次，每次10～20分钟，灸至皮肤产生红晕为止，15次为1个疗程。初病时每日灸1次，恢复期或后遗症期隔日灸1次。

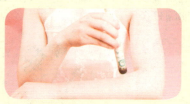

加灸 外关

【功效】清热解毒，解痉止痛。

【施灸方法】宜采用温和灸。施灸时，手执艾条以点燃的一端对准施灸部位，距离皮肤1.5～3厘米处施灸，以感到施灸处温热、舒适为度。

【施灸时间】每日灸1次，每次10～20分钟，灸至皮肤产生红晕为止，15次为1个疗程。初病时每日灸1次，恢复期或后遗症期隔日灸1次。

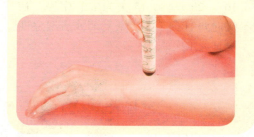

症状2：下肢瘫痪。

加灸 伏兔

【功效】散寒化湿，疏通经络。

【施灸方法】宜采用温和灸。施灸时，手执艾条以点燃的一端对准施灸部位，距离皮肤1.5～3厘米处施灸，以感到施灸处温热、舒适为度。

【施灸时间】每日灸1次，每次10～20分钟，15次为1个疗程。初病时每日灸1次，恢复期或后遗症期隔日灸1次。

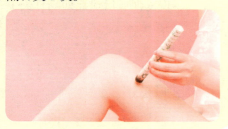

加灸 阳陵泉

【功效】舒筋活络。

【施灸方法】宜采用温和灸。施灸时，手执艾条以点燃的一端对准施灸部位，距离皮肤1.5～3厘米，以感到施灸处温热、舒适为度。

【施灸时间】每日灸1次，每次10～20分钟，15次为1个疗程。初病时每日灸1次，恢复期或后遗症期隔日灸1次。

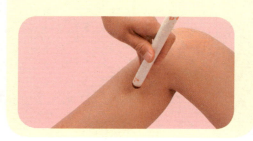

加灸 三阴交

【功效】健脾和胃，调补肝肾。

【施灸方法】施灸时，取坐位，手执艾条以点燃的一端对准施灸部位，距离皮肤 1.5 ～ 3 厘米，以感到施灸处温热、舒适为度。

【施灸时间】每日灸 1 次，每次 10 ～ 20 分钟，15 次为 1 个疗程。初病时每日灸 1 次，恢复期或后遗症期隔日灸 1 次。

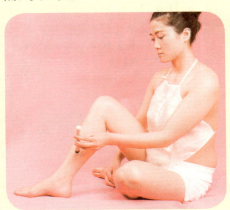

症状 3：口眼歪斜。

加灸 下关

【功效】祛邪通络。

【施灸方法】宜采用温和灸。施灸时，被施灸者取坐位，施灸者手执艾条以点燃的一端对准施灸部位，距离皮肤 1.5 ～ 3 厘米，以感到施灸处温热、舒适为度。

【施灸时间】每日灸 1 次，每次 10 ～ 20 分钟，15 次为 1 个疗程。初病时每日灸 1 次，恢复期或后遗症期隔日灸 1 次。

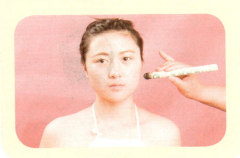

加灸 地仓

【功效】祛邪通络。

【施灸方法】宜采用温和灸。施灸时，被施灸者取坐位，施灸者手执艾条以点燃的一端对准施灸部位，距离皮肤 1.5 ～ 3 厘米，以感到施灸处温热、舒适为度。

【施灸时间】每日灸 1 次，每次 10 ～ 20 分钟，15 次为 1 个疗程。初病时每日灸 1 次，恢复期或后遗症期隔日灸 1 次。

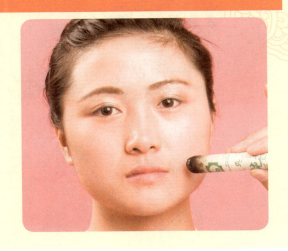

慢性支气管炎

慢性支气管炎是由于感染或非感染因素引起的气管、支气管黏膜及其周围组织的慢性非特异性炎症。其病理特点是支气管腺体增生、黏液分泌增多。早期症状轻微，多在冬季发作，春暖后缓解；晚期炎症加重，症状长年存在，不分季节。中医认为，本病为素体虚弱，外感六淫邪气，肺失宣降，痰饮内伏，气机不利所致。艾灸相关穴位能宣肺止咳、化痰平喘。

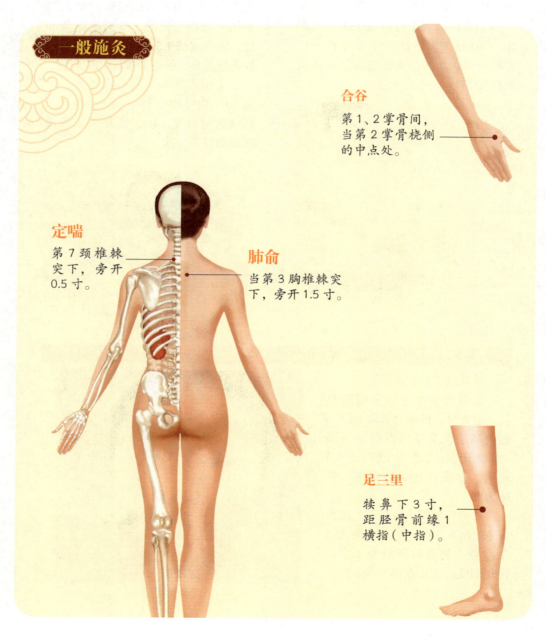

一般施灸

合谷
第1、2掌骨间，当第2掌骨桡侧的中点处。

定喘
第7颈椎棘突下，旁开0.5寸。

肺俞
当第3胸椎棘突下，旁开1.5寸。

足三里
犊鼻下3寸，距胫骨前缘1横指（中指）。

灸 肺俞

【功效】解表宣肺，肃降肺气。

【施灸方法】采用回旋灸。施灸时，被施灸者俯卧，施灸者手执艾条以点燃的一端对准施灸部位，距离皮肤1.5～3厘米，左右方向平行往复或反复旋转施灸。

【施灸时间】每日灸1次，每次10～15分钟，灸至皮肤产生红晕为止。

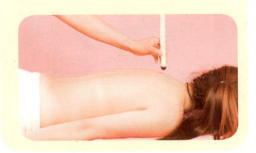

灸 定喘

【功效】止咳平喘，通宣理肺。

【施灸方法】采用回旋灸。施灸时，被施灸者俯卧，施灸者手执艾条以点燃的一端对准施灸部位，距离皮肤1.5～3厘米，左右方向平行往复或反复旋转施灸。

【施灸时间】每日灸1次，每次10～15分钟，灸至皮肤产生红晕为止。

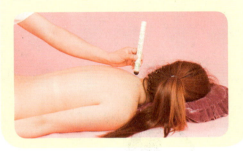

灸 合谷

【功效】镇静止痛，通经活络，清热解表。

【施灸方法】宜采用温和灸。施灸时，手执艾条以点燃的一端对准施灸部位，距离皮肤1.5～3厘米，以感到施灸处温热、舒适为度。

【施灸时间】每日灸1次，每次10～20分钟，一般每周灸3～4次。

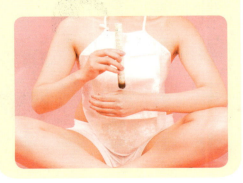

灸 足三里

【功效】补中益气，调解脾胃。

【施灸方法】宜采用温和灸。取坐位，手执艾条以点燃的一端对准施灸部位，距离皮肤1.5～3厘米，以感到施灸处温热、舒适为度。

【施灸时间】隔日灸1次，每次3～15分钟，灸至皮肤产生红晕为止。最好在每晚临睡前施灸。

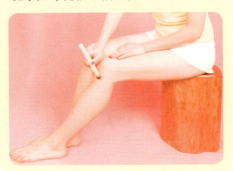

急性结膜炎

　　急性结膜炎是以结膜充血、有分泌物为症状，且有较强传染性的一种急性眼病。中医称之为"赤眼"，俗称"红眼病"。好发于春夏季节，其时气温较高，病菌容易繁殖。患眼会出现红赤涩痒，有异物感和烧灼感，怕热畏光，眼睑肿胀，黏液性或脓性分泌物黏着睑缘及睫毛，使睑裂封闭。本病可一只眼睛先发病，也可两只眼睛同时发病，可伴有发热、咽痛、流鼻涕等全身症状。中医认为外感风热邪毒，客于肺经，上攻于目即可发为此病。艾灸相关穴位能疏风、清热、泻火，从而治疗此病。

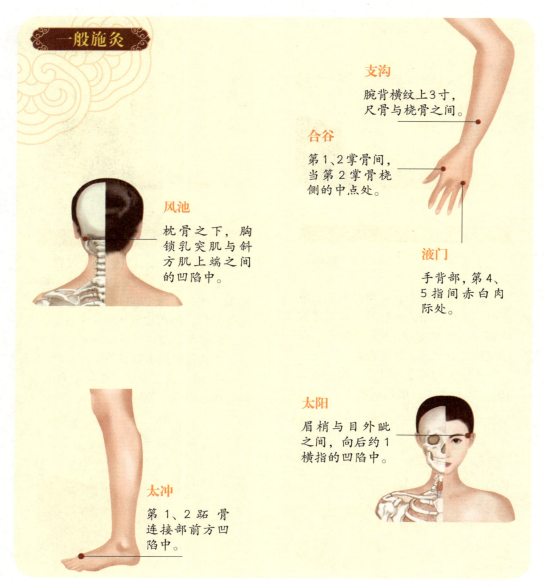

一般施灸

支沟
腕背横纹上3寸，尺骨与桡骨之间。

合谷
第1、2掌骨间，当第2掌骨桡侧的中点处。

风池
枕骨之下，胸锁乳突肌与斜方肌上端之间的凹陷中。

液门
手背部，第4、5指间赤白肉际处。

太阳
眉梢与目外眦之间，向后约1横指的凹陷中。

太冲
第1、2跖骨连接部前方凹陷中。

灸 合谷

【功效】镇静止痛，通经活络，清热解表。

【施灸方法】宜采用温和灸。施灸时，手执艾条以点燃的一端对准施灸部位，距离皮肤 1.5 ~ 3 厘米，以感到施灸处温热、舒适为度。

【施灸时间】每日灸 1 次，每次 5 ~ 15 分钟。

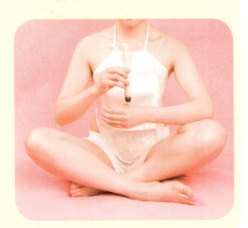

灸 风池

【功效】平肝息风，祛风解毒。

【施灸方法】宜采用温和灸。施灸时，被施灸者取坐位，施灸者手执艾条以点燃的一端对准施灸部位，距离皮肤 1.5 ~ 3 厘米，以感到施灸处温热、舒适为度。

【施灸时间】每日灸 1 次，每次 5 ~ 15 分钟。

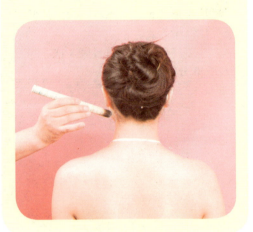

灸 太阳

【功效】止痛醒脑，振奋精神。

【施灸方法】宜采用温和灸。施灸时，被施灸者取坐位，施灸者手执艾条以点燃的一端对准施灸部位，距离皮肤 1.5 ~ 3 厘米，以感到施灸处温热、舒适为度。

【施灸时间】每日灸 1 次，每次 5 ~ 15 分钟。

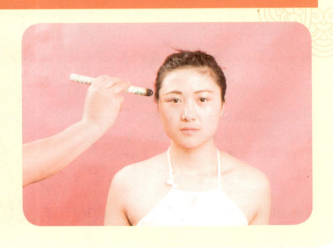

症状 1：头和眼睛痛。

加灸 太冲

【功效】平肝息风，清热利湿，通络止痛。

【施灸方法】施灸时，手执艾条以点燃的一端对准施灸部位，距离皮肤 1.5 ~ 3 厘米，灸至皮肤产生红晕为止。

【施灸时间】每日灸 1 次，每次 20 分钟。

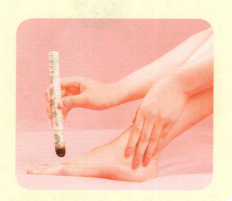

症状 2：眼睛发红、头痛。

加灸 液门

【功效】清头目，利三焦，通络止痛。

【施灸方法】施灸时，手执艾条以点燃的一端对准施灸部位，距离皮肤 1.5 ~ 3 厘米，以感到施灸处温热、舒适为度。

【施灸时间】每日灸 1 次，每次 20 分钟，灸至皮肤产生红晕为止。

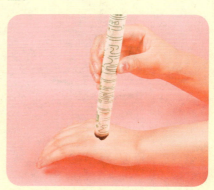

加灸 支沟

【功效】清热通便。

【施灸方法】采用温和灸。施灸时，取坐位，手执艾条以点燃的一端对准施灸部位，距离皮肤 1.5 ~ 3 厘米，以感到施灸处温热、舒适为度。

【施灸时间】每日灸 1 次，每次 10 ~ 20 分钟。

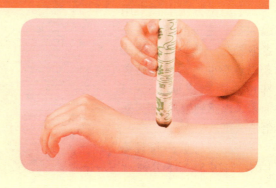

角膜炎

　　角膜炎是指因角膜外伤，细菌及病毒侵入角膜引起的炎症，分溃疡性角膜炎（又名角膜溃疡）、非溃疡性角膜炎（即深层角膜炎）2类。溃疡性角膜炎绝大部分为外来因素所致，即感染性致病因子由外侵入角膜上皮细胞层而发生。非溃疡性角膜炎是指角膜实质内的弥漫性炎症。中医认为，该病基本是由外感引发。艾灸相关穴位，可起到祛风、清热、泻火的作用。

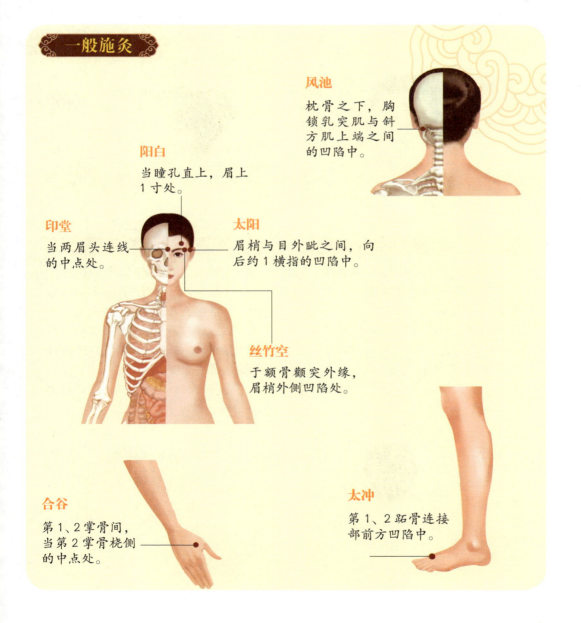

一般施灸

风池
枕骨之下，胸锁乳突肌与斜方肌上端之间的凹陷中。

阳白
当瞳孔直上，眉上1寸处。

印堂
当两眉头连线的中点处。

太阳
眉梢与目外眦之间，向后约1横指的凹陷中。

丝竹空
于额骨颧突外缘，眉梢外侧凹陷处。

合谷
第1、2掌骨间，当第2掌骨桡侧的中点处。

太冲
第1、2跖骨连接部前方凹陷中。

灸 丝竹空

【功效】降浊除湿，祛风清热，养目安神。

【施灸方法】采用温和灸。施灸时，被施灸者取坐位，施灸者手执艾条以点燃的一端对准施灸部位，距离皮肤 1.5 ~ 3 厘米，以感到施灸处温热、舒适为度。

【施灸时间】每日灸 1 次，每次 5 ~ 15 分钟，一般 10 天为 1 个疗程。

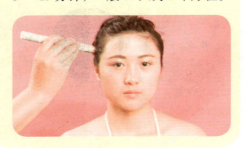

灸 印堂

【功效】清头明目，通鼻开窍。

【施灸方法】采用温和灸。施灸时，被施灸者取坐位，施灸者手执艾条以点燃的一端对准施灸部位，距离皮肤 1.5 ~ 3 厘米，以感到施灸处温热、舒适为度。

【施灸时间】每日灸 1 次，每次 5 ~ 15 分钟，一般 10 天为 1 个疗程。

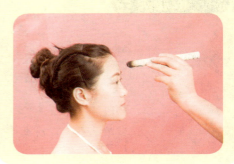

灸 风池

【功效】平肝息风，祛风解毒。

【施灸方法】宜采用温和灸。施灸时，被施灸者取坐位，施灸者手执艾条以点燃的一端对准施灸部位，距离皮肤 1.5 ~ 3 厘米，以感到施灸处温热、舒适为度。

【施灸时间】每日灸 1 次，每次 5 ~ 15 分钟。

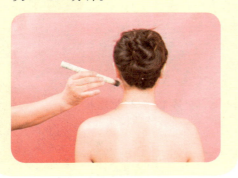

灸 太阳

【功效】止痛醒脑，振奋精神。

【施灸方法】宜采用温和灸。施灸时，被施灸者取坐位，施灸者手执艾条以点燃的一端对准施灸部位，距离皮肤 1.5 ~ 3 厘米，以感到施灸处温热、舒适为度。

【施灸时间】每日灸 1 次，每次 20 分钟，每周 3 ~ 4 次。

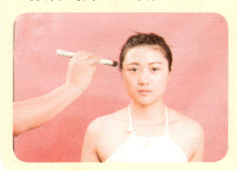

灸 阳白

【功效】疏风清热，清头明目。

【施灸方法】宜采用温和灸。施灸时，被施灸者取坐位，施灸者手执艾条以点燃的一端对准施灸部位，距离皮肤 1.5 ~ 3 厘米，以感到施灸处温热、舒适为度。

【施灸时间】每日灸 1 次，每次 20 分钟，每周 3 ~ 4 次。

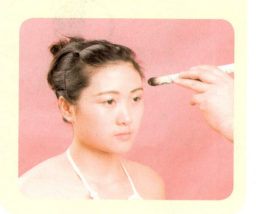

灸 合谷

【功效】镇静止痛，通经活络，清热解表。

【施灸方法】宜采用温和灸。施灸时，手执艾条以点燃的一端对准施灸部位，距离皮肤 1.5 ~ 3 厘米，以感到施灸处温热、舒适为度。

【施灸时间】每日灸 1 次，每次 10 ~ 20 分钟，每周 3 ~ 4 次。

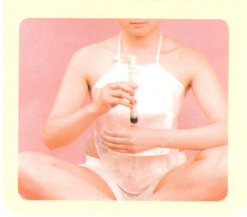

对症施灸

症状：气虚。

加灸 太冲

【功效】平肝息风，清热利湿，通络止痛。

【施灸方法】施灸时，手执艾条以点燃的一端对准施灸部位，距离皮肤 1.5 ~ 3 厘米，以感到施灸处温热、舒适为度。

【施灸时间】每日灸 1 次，每次 20 分钟，灸至皮肤产生红晕为止。

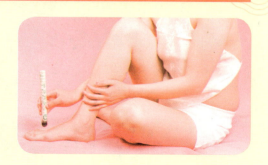

鼻　炎

鼻炎指的是鼻腔黏膜和黏膜下组织的炎症，表现为充血或水肿，患者经常会出现鼻塞、流清鼻涕、鼻痒、喉部不适、咳嗽等症状。中医认为，引起过鼻炎的原因有内外之分。内因主要是患者的脏腑功能失调，肺、脾、肾等脏器出现虚损。在此基础上，如果再加上风寒邪气侵袭等外在因素就会发病。可采用艾灸疗法，通过灸鼻部、面部，以及耳部等有关穴位，可补益肺气、脾气、肾气，增加抗病能力。

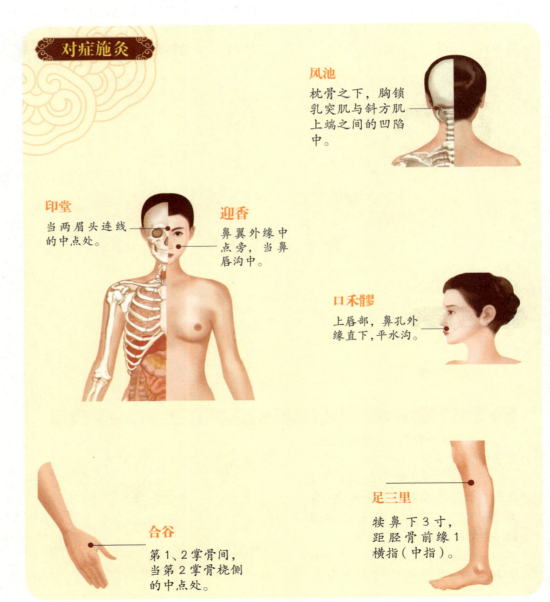

对症施灸

风池
枕骨之下，胸锁乳突肌与斜方肌上端之间的凹陷中。

印堂
当两眉头连线的中点处。

迎香
鼻翼外缘中点旁，当鼻唇沟中。

口禾髎
上唇部，鼻孔外缘直下，平水沟。

合谷
第1、2掌骨间，当第2掌骨桡侧的中点处。

足三里
犊鼻下3寸，距胫骨前缘1横指（中指）。

灸迎香

【功效】祛风通窍，理气止痛。

【施灸方法】采用温和灸。施灸时，被施灸者取坐位，施灸者手执艾条以点燃的一端对准施灸部位，距离皮肤 1.5 ~ 3 厘米，以感到施灸处温热、舒适为度。

【施灸时间】每日灸 1 次，每次 10 ~ 20 分钟，灸至皮肤产生红晕为止。

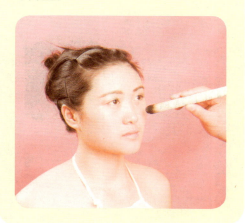

灸印堂

【功效】清头明目，通鼻开窍。

【施灸方法】采用温和灸。施灸时，取坐位，施灸者手执艾条以点燃的一端对准施灸部位，距离皮肤 1.5 ~ 3 厘米，以感到施灸处温热、舒适为度。

【施灸时间】每日灸 1 次，每次 5 ~ 15 分钟，灸至皮肤产生红晕为止。

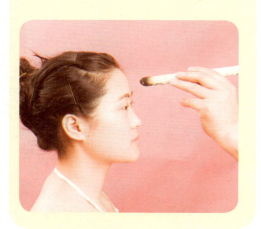

灸风池

【功效】平肝息风，祛风解毒。

【施灸方法】宜采用温和灸。施灸时，被施灸者取坐位，施灸者手执艾条以点燃的一端对准施灸部位，距离皮肤 1.5 ~ 3 厘米，以感到施灸处温热、舒适为度。

【施灸时间】每日灸 1 次，每次 5 ~ 15 分钟，灸至皮肤产生红晕为止。

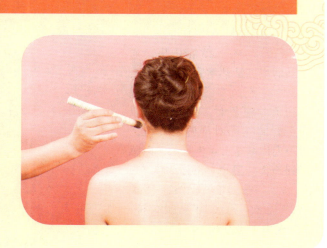

灸 足三里

【功效】补中益气，调解脾胃。

【施灸方法】采用温和灸。取坐位，手执艾条以点燃的一端对准施灸部位，距离皮肤 1.5 ~ 3 厘米，以感到施灸处温热、舒适为度。

【施灸时间】日灸 1 次，每次 20 分钟，灸至皮肤产生红晕为止。最好在每晚临睡前施灸。

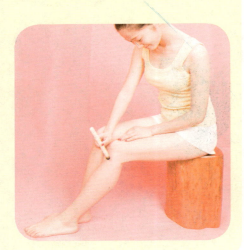

灸 口禾髎

【功效】祛风清热，开窍。

【施灸方法】采用温和灸。施灸时，被施灸者取坐位，施灸者手执艾条以点燃的一端对准施灸部位，距离皮肤 1.5 ~ 3 厘米，以感到施灸处温热、舒适为度。

【施灸时间】每日灸 1 次，每次 10 ~ 20 分钟，灸至皮肤产生红晕为止。

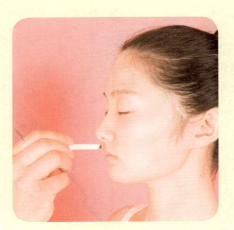

灸 合谷

【功效】镇静止痛，通经活络，清热解表。

【施灸方法】宜采用温和灸。施灸时，手执艾条以点燃的一端对准施灸部位，距离皮肤 1.5 ~ 3 厘米，以感到施灸处温热、舒适为度。

【施灸时间】每日灸 1 ~ 2 次，每次 10 ~ 20 分钟，6 次为 1 个疗程。

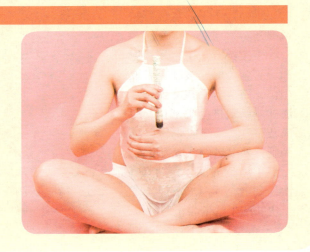

俗话说"牙痛不是病，痛起来要人命"。牙痛是口腔科牙齿疾病最常见的症状之一，其表现为牙龈红肿、遇冷热刺激痛、面颊部肿胀等。牙痛大多由牙龈炎、牙周炎、蛀牙或折裂牙而导致牙髓（牙神经）感染引起。中医认为牙痛是由外感风邪、胃火炽盛、肾虚火旺、虫蚀牙齿等原因所致。艾灸相关穴位能够祛风泻火、通络止痛，从而改善症状。

牙 痛

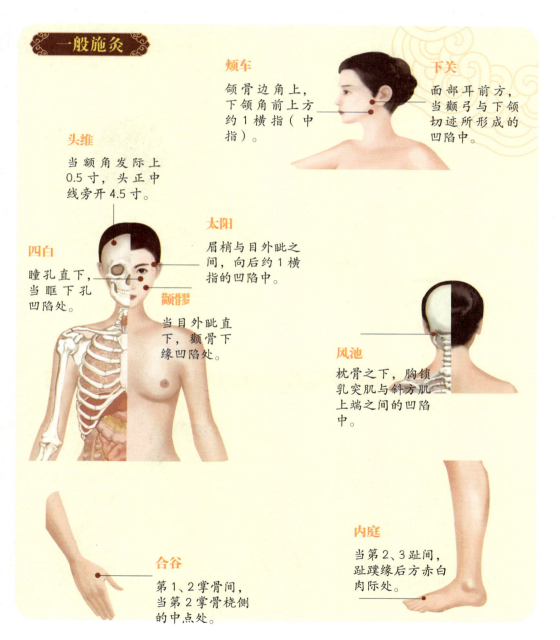

一般施灸

颊车
颌骨边角上，下颌角前上方约1横指（中指）。

下关
面部耳前方，当颧弓与下颌切迹所形成的凹陷中。

头维
当额角发际上0.5寸，头正中线旁开4.5寸。

太阳
眉梢与目外眦之间，向后约1横指的凹陷中。

四白
瞳孔直下，当眶下孔凹陷处。

颧髎
当目外眦直下，颧骨下缘凹陷处。

风池
枕骨之下，胸锁乳突肌与斜方肌上端之间的凹陷中。

合谷
第1、2掌骨间，当第2掌骨桡侧的中点处。

内庭
当第2、3趾间，趾蹼缘后方赤白肉际处。

灸 合谷

【功效】镇静止痛，通经活络，清热解表。

【施灸方法】宜采用温和灸。施灸时，手执艾条以点燃的一端对准施灸部位，距离皮肤 1.5 ~ 3 厘米，以感到施灸处温热、舒适为度。

【施灸时间】牙痛时灸，每次 10 ~ 20 分钟。

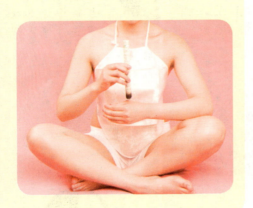

灸 风池

【功效】平肝息风，祛风解毒。

【施灸方法】宜采用温和灸。施灸时，被施灸者取坐位，施灸者手执艾条以点燃的一端对准施灸部位，距离皮肤 1.5 ~ 3 厘米，以感到施灸处温热、舒适为度。

【施灸时间】牙痛时灸，每次 5 ~ 15 分钟，灸至皮肤产生红晕为止。

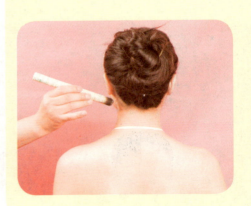

灸 颊车

【功效】祛风清热，开关通络。

【施灸方法】宜采用温和灸。施灸时，被施灸者取坐位，施灸者手执艾条以点燃的一端对准施灸部位，距离皮肤 1.5 ~ 3 厘米，以感到施灸处温热、舒适为度。

【施灸时间】牙痛时灸，每次 10 ~ 20 分钟。

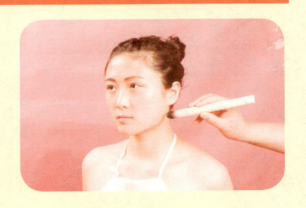

灸 下关

【功效】活络止痛。

【施灸方法】宜采用温和灸。施灸时，被施灸者取坐位，施灸者手执艾条以点燃的一端对准施灸部位，距离皮肤 1.5 ~ 3 厘米，以感到施灸处温热、舒适为度。

【施灸时间】牙痛时灸，每次 10 ~ 20 分钟。

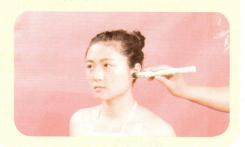

灸 内庭

【功效】镇静安神。

【施灸方法】施灸时，手执艾条以点燃的一端对准施灸部位，距离皮肤 1.5 ~ 3 厘米，以感到施灸处温热、舒适为度。

【施灸时间】牙痛时灸，每次 10 ~ 20 分钟。

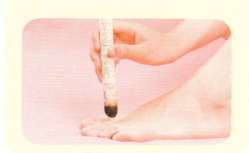

对症施灸

症状 1：上前牙痛。

加灸 四白

【功效】祛风明目，通经活络。

【施灸方法】宜采用温和灸。施灸时，被施灸者取坐位，施灸者手执艾条以点燃的一端对准施灸部位，距离皮肤 1.5 ~ 3 厘米，以感到施灸处温热、舒适为度。

【施灸时间】牙痛时灸，每次 10 ~ 20 分钟。

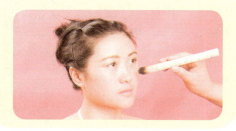

加灸 颧髎

【功效】祛风消肿。

【施灸方法】宜采用温和灸。施灸时，被施灸者取坐位，施灸者手执艾条以点燃的一端对准施灸部位，距离皮肤 1.5 ~ 3 厘米，以感到施灸处温热、舒适为度。

【施灸时间】牙痛时灸，每次 10 ~ 20 分钟。

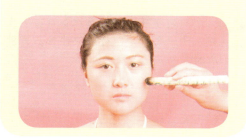

症状2：头痛。

加灸 太阳

【功效】止痛醒脑，振奋精神。

【施灸方法】宜采用温和灸。施灸时，被施灸者取坐位，施灸者手执艾条以点燃的一端对准施灸部位，距离皮肤 1.5 ~ 3 厘米，以感到施灸处温热、舒适为度。

【施灸时间】牙痛时灸，每次 10 ~ 20 分钟，灸至皮肤产生红晕为止。

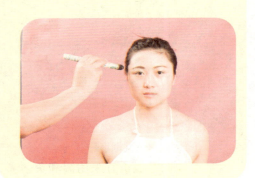

加灸 头维

【功效】清头明目、活血通络。

【施灸方法】宜采用温和灸。施灸时，被施灸者取坐位，施灸者手执艾条以点燃的一端对准施灸部位，距离皮肤 1.5 ~ 3 厘米，以感到施灸处温热、舒适为度。

【施灸时间】牙痛时灸，每次 10 ~ 20 分钟。

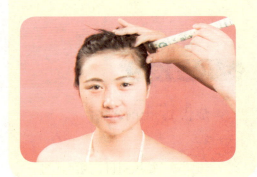

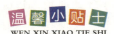
温馨小贴士
WEN XIN XIAO TIE SHI

避免牙痛，首先要注意口腔卫生，坚持早晚刷牙。同时，戒烟酒及少食油炸、辛辣之物，保持大便通畅。另外，尽量避免冷、热、酸、甜等刺激，以防激惹复发。

口腔溃疡，民间一般称之为"口腔上火"或"口疮"，是一种以周期性反复发作为特点的口腔黏膜局限性溃疡损伤，可自愈，可发生在口腔黏膜的任何部位。中医认为，口腔溃疡多由心脾积热、阴虚火旺引起。艾灸相关穴位可清热解毒、消肿止痛，从而治疗该病。

口腔溃疡

一般施灸

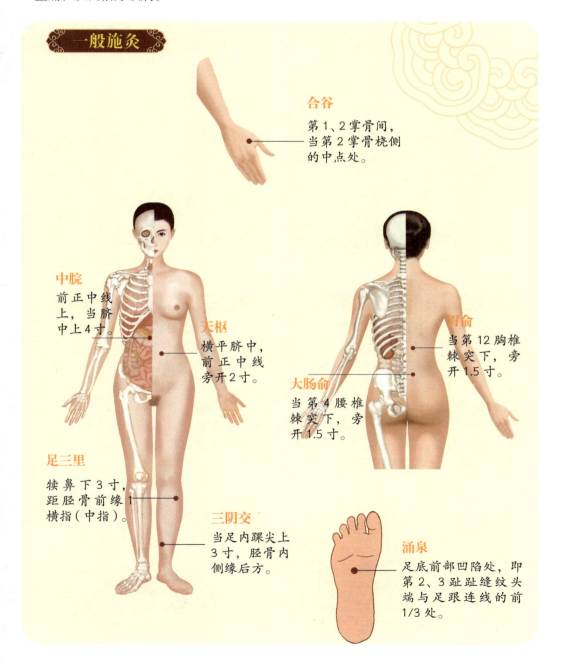

合谷
第1、2掌骨间，当第2掌骨桡侧的中点处。

中脘
前正中线上，当脐中上4寸。

天枢
横平脐中，前正中线旁开2寸。

胃俞
当第12胸椎棘突下，旁开1.5寸。

大肠俞
当第4腰椎棘突下，旁开1.5寸。

足三里
犊鼻下3寸，距胫骨前缘1横指（中指）。

三阴交
当足内踝尖上3寸，胫骨内侧缘后方。

涌泉
足底前部凹陷处，即第2、3趾趾缝纹头端与足跟连线的前1/3处。

灸 合谷

【功效】镇静止痛，通经活络，清热解表。

【施灸方法】宜采用温和灸。取坐位，手执艾条以点燃的一端对准施灸部位，距离皮肤 1.5 ~ 3 厘米，以感到施灸处温热、舒适为度。

【施灸时间】每日灸 1 次，每次 5 ~ 10 分钟。一般 6 次为 1 个疗程。

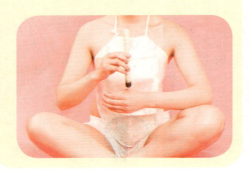

灸 三阴交

【功效】健脾和胃，调补肝肾。

【施灸方法】取坐位，手执艾条以点燃的一端对准施灸部位，距离皮肤 1.5 ~ 3 厘米，以感到施灸处温热、舒适为度。

【施灸时间】每日灸 1 次，每次 5 ~ 10 分钟，灸至皮肤产生红晕为止。

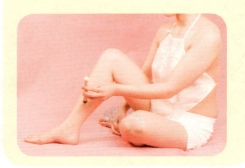

灸 足三里

【功效】补中益气，调解脾胃。

【施灸方法】采用温和灸。取坐位，手执艾条以点燃的一端对准施灸部位，距离皮肤 1.5 ~ 3 厘米，以感到施灸处温热、舒适为度。

【施灸时间】隔日灸 1 次，每次 3 ~ 15 分钟，灸至皮肤产生红晕为止。最好在每晚临睡前施灸。

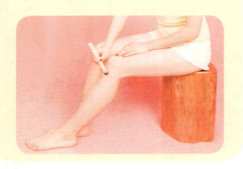

灸 涌泉

【功效】滋肾益阴，平肝息风。

【施灸方法】采用温和灸。取坐位，手执艾条以点燃的一端对准施灸部位，距离皮肤 1.5 ~ 3 厘米。

【施灸时间】每日灸 1 次，每次 10 分钟，灸至皮肤产生红晕为止。最好在每晚临睡前施灸。

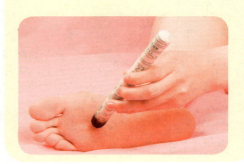

症状1：便秘。

加灸 天枢

【功效】疏调肠腑，理气行滞，消食。

【施灸方法】宜采用回旋灸。施灸时，被施灸者仰卧，施灸者手执艾条以点燃的一端对准施灸部位，距离皮肤1.5～3厘米，左右方向平行往复或反复旋转施灸，以感到施灸处温热、舒适为度。

【施灸时间】每日灸1次，每次5～10分钟，一般6次为1个疗程。

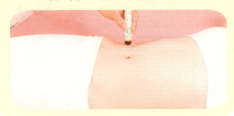

加灸 大肠俞

【功效】理气降逆，调和肠胃。

【施灸方法】采用温和灸。施灸时，手执艾条以点燃的一端对准施灸部位，距离皮肤1.5～3厘米，以感到施灸处温热、舒适为度。

【施灸时间】每日灸1次，每次5～10分钟，一般6次为1个疗程。

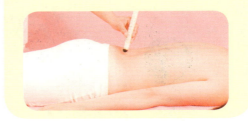

症状2：气血不足。

加灸 胃俞

【功效】和胃健脾，理中降逆。

【施灸方法】施灸时，被施灸者俯卧，施灸者手执艾条以点燃的一端对准施灸部位，距离皮肤1.5～3厘米，以感到施灸处温热、舒适为度。

【施灸时间】每日灸1次，每次5～10分钟，灸至皮肤产生红晕为止，一般6次为1个疗程。

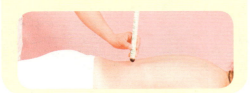

加灸 中脘

【功效】和胃健脾，降逆利水。

【施灸方法】宜采用回旋灸。施灸时，被施灸者仰卧，施灸者手执艾条以点燃的一端对准施灸部位，距离皮肤1.5～3厘米，左右方向平行往复或反复旋转施灸，以感到施灸处温热、舒适为度。

【施灸时间】每日灸1次，每次5～10分钟，一般6次为1个疗程。

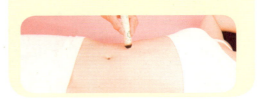

扁桃体炎

扁桃体炎是扁桃体的炎症，症状轻重不一。由病毒引起者，局部及全身症状皆较轻，扁桃体充血，表面无渗出物。由细菌所致者，症状较重，起病较急，可有恶寒及高热，体温可达39～40℃。中医称扁桃体炎为"乳蛾"，认为乳蛾病因一是湿邪外感，直犯肺胃；二是内有伏火，上犯咽喉。而慢性乳蛾主要是因为先天不足、痰气阻塞、热火上扰、饮食所伤、肝火痰结、痰瘀内结等。儿童的主要发病原因是禀赋不足、气血双亏，致痰浊凝滞难解而僵肿。艾灸相关穴位可以益气健脾、和胃利咽，从而治疗此病。

一般施灸

曲池
肘横纹外侧端，屈肘时当尺泽与肱骨外上髁连线中点。

鱼际
第1掌骨中点，赤白肉际处。

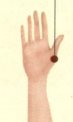

合谷
第1、2掌骨间，当第2掌骨桡侧的中点处。

支沟
腕背横纹上3寸，尺骨与桡骨之间。

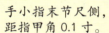

少泽
手小指末节尺侧，距指甲角0.1寸。

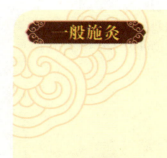

大椎
后正中线上，第7颈椎棘突下凹陷中。

颊车
颌骨边角上，下颌角前上方约1横指（中指）。

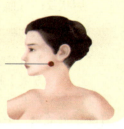

天突
胸骨上窝中央，前正中线上。

足三里
犊鼻下3寸，距胫骨前缘1横指（中指）。

太溪
内踝后方与脚跟骨筋腱之间的凹陷处。

涌泉
足底前部凹陷处，即第2、3趾趾缝纹头端与足跟连线的前1/3处。

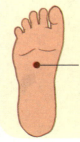

内庭
当第2、3趾间，趾蹼缘后方赤白肉际处。

灸 合谷

【功效】镇静止痛，通经活络，清热解表。

【施灸方法】宜采用温和灸。施灸时，手执艾条以点燃的一端对准施灸部位，距离皮肤1.5～3厘米，以感到施灸处温热、舒适为度。

【施灸时间】每日灸1次，每次5～10分钟。一般6次为1个疗程。

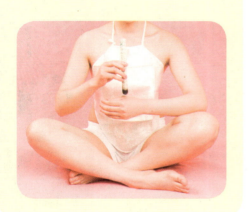

灸 曲池

【功效】解表热，清热毒。

【施灸方法】宜采用温和灸。施灸时，手执艾条以点燃的一端对准施灸部位，距离皮肤1.5～3厘米处，以感到施灸处温热、舒适为度。

【施灸时间】每日灸1～2次，每次30分钟，灸至皮肤产生红晕为止。

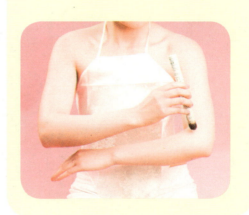

灸 涌泉

【功效】滋肾益阴，平肝息风。

【施灸方法】采用温和灸。手执艾条以点燃的一端对准施灸部位，距离皮肤1.5～3厘米。

【施灸时间】每日灸1次，每次10分钟，灸至皮肤产生红晕为止。最好在每晚临睡前施灸。

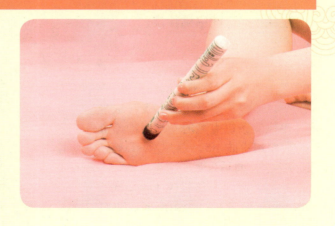

灸 足三里

【功效】补中益气，调解脾胃。

【施灸方法】采用温和灸。取坐位，手执艾条以点燃的一端对准施灸部位，距离皮肤 1.5 ～ 3 厘米，以感到施灸处温热、舒适为度。

【施灸时间】每日灸 1 次，每次 5 ～ 10 分钟，灸至皮肤产生红晕为止。

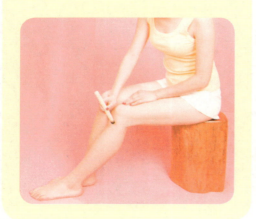

灸 大椎

【功效】清热解表，截疟止痫。

【施灸方法】宜采用回旋灸。施灸时，被施灸者俯卧，施灸者手执艾条以点燃的一端对准施灸部位，距离皮肤 1.5 ～ 3 厘米，以感到施灸处温热、舒适为度。

【施灸时间】每日灸 1 ～ 2 次，每次 30 分钟，灸至皮肤产生红晕为止。

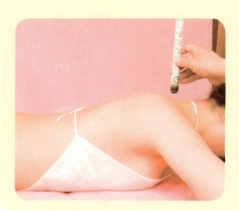

对症施灸

症状 1：急性扁桃体炎。

加灸 少泽

【功效】宁气宁神，调气止痛。

【施灸方法】采用温和灸。取坐位，手执艾条以点燃的一端对准施灸部位，距离皮肤 1.5 ～ 3 厘米，以感到施灸处温热、舒适为度。

【施灸时间】每日灸 1 ～ 2 次，每次 10 ～ 20 分钟，灸至皮肤产生红晕为止。

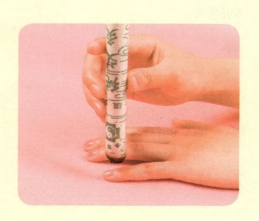

灸 鱼际

【功效】清热利咽。

【施灸方法】采用温和灸。取坐位，手执艾条以点燃的一端对准施灸部位，距离皮肤 1.5 ~ 3 厘米，以感到施灸处温热、舒适为度。

【施灸时间】每日灸 1 ~ 2 次，每次 10 ~ 20 分钟，灸至皮肤产生红晕为止。

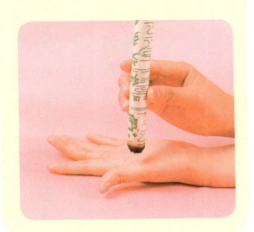

加灸 内庭

【功效】镇静安神。

【施灸方法】取坐位，手执艾条以点燃的一端对准施灸部位，距离皮肤 1.5 ~ 3 厘米，以感到施灸处温热、舒适为度。

【施灸时间】每日灸 1 ~ 2 次，每次 10 ~ 20 分钟，灸至皮肤产生红晕为止。

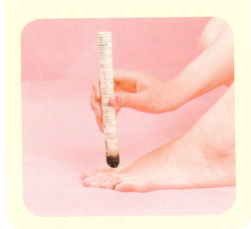

加灸 天突

【功效】宣通肺气，利咽止咳。

【施灸方法】被施灸者取坐位，施灸者手执艾条以点燃的一端对准施灸部位，距离皮肤 1.5 ~ 3 厘米，以感到施灸处温热、舒适为度。

【施灸时间】每日灸 1 ~ 2 次，每次 10 ~ 20 分钟。

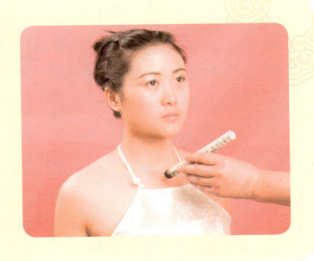

症状2：慢性扁桃体炎。

加灸 足三里

【功效】补中益气，调解脾胃。

【施灸方法】采用温和灸。取坐位，手执艾条以点燃的一端对准施灸部位，距离皮肤1.5～3厘米，以感到施灸处温热、舒适为度。

【施灸时间】每日灸1～2次，每次5～10分钟。

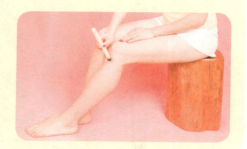

加灸 太溪

【功效】滋阴益肾，壮阳强腰。

【施灸方法】取坐位，手执艾条以点燃的一端对准施灸部位，距离皮肤1.5～3厘米，以感到施灸处温热、舒适为度。

【施灸时间】每日灸1～2次，每次5～15分钟，灸至皮肤产生红晕为止。

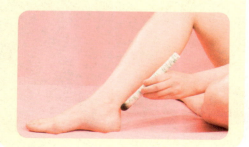

加灸 颊车

【功效】祛风清热，开关通络。

【施灸方法】宜采用温和灸。被施灸者取坐位，施灸者手执艾条以点燃的一端对准施灸部位，距离皮肤1.5～3厘米，以感到施灸处温热、舒适为度。

【施灸时间】每日灸1～2次，每次5～10分钟。

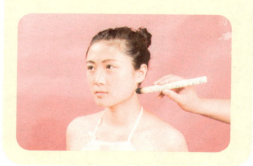

症状3：便秘。

加灸 支沟

【功效】清热通便。

【施灸方法】采用温和灸。取坐位，手执艾条以点燃的一端对准施灸部位，距离皮肤1.5～3厘米，以感到施灸处温热、舒适为度。

【施灸时间】每日灸1次，每次10～15分钟。

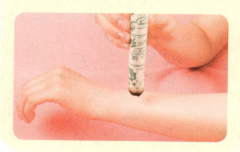

毛囊炎是指葡萄球菌侵入毛囊所发生的化脓性炎症。本病好发于头部、项部、臀部、肛周，且有复发倾向，常多处发生，性质顽固，迁延难愈。中医认为，毛囊炎多由湿热内蕴，外受热邪，熏蒸肺系，蕴结肌肤，郁久化热，热盛肉腐成脓，脓毒流窜、相互贯通所致。素体虚弱，卫外不固，外感热毒；或皮肤不洁，复遭风毒侵袭，风外搏结，也可发为本病。艾灸相关穴位能够补益气血，托毒消肿，滋肾养阴，调控机体的免疫力，从而达到治疗本病的目的。

毛囊炎

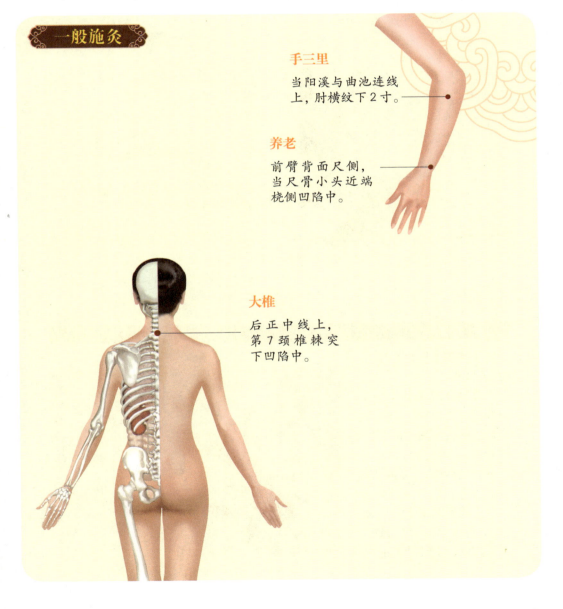

一般施灸

手三里

当阳溪与曲池连线上，肘横纹下2寸。

养老

前臂背面尺侧，当尺骨小头近端桡侧凹陷中。

大椎

后正中线上，第7颈椎棘突下凹陷中。

灸 大椎

【功效】清热解表，截疟止痫。

【施灸方法】宜采用回旋灸。施灸时，被施灸者俯卧，施灸者手执艾条以点燃的一端对准施灸部位，距离皮肤1.5～3厘米，以感到施灸处温热、舒适为度。

【施灸时间】隔日灸1次，每次10～15分钟，灸至皮肤产生红晕为止。

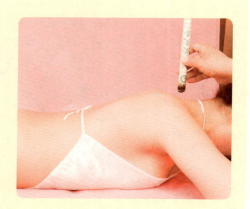

灸 手三里

【功效】通经活络，消肿止痛。

【施灸方法】宜采用温和灸。施灸时，手执艾条以点燃的一端对准施灸部位，距离皮肤1.5～3厘米，以感到施灸处温热、舒适为度。

【施灸时间】隔日灸1次，每次10～15分钟，灸至皮肤产生红晕为止。

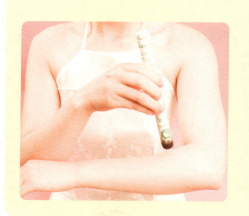

灸 养老

【功效】明目清热，舒筋活络。

【施灸方法】宜采用温和灸。施灸时，手执艾条以点燃的一端对准施灸部位，距离皮肤1.5～3厘米，以感到施灸处温热、舒适为度。

【施灸时间】隔日灸1次，每次10～15分钟，灸至皮肤产生红晕为止。

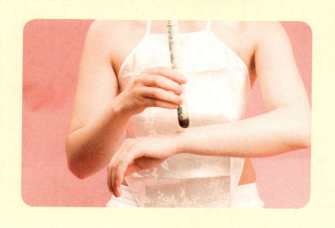

便秘是指大便次数减少，排便间隔时间过长，粪质干结，排便艰难；或粪质不硬，虽有便意，但便出不畅，多伴有腹部不适的病症。中医认为，便秘主要由燥热内结、气机郁滞、津液不足和脾肾虚寒引起。在相关穴位施灸能够调整脏腑功能，通便理气。

便 秘

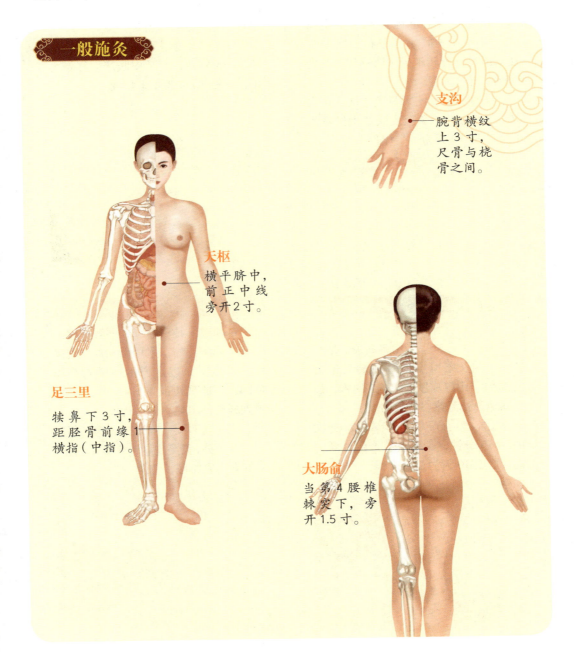

一般施灸

支沟
腕背横纹上3寸，尺骨与桡骨之间。

天枢
横平脐中，前正中线旁开2寸。

足三里
犊鼻下3寸，距胫骨前缘1横指（中指）。

大肠俞
当第4腰椎棘突下，旁开1.5寸。

灸 天枢

【功效】疏调肠腑，理气行滞，消食。

【施灸方法】采用回旋灸。施灸时，被施灸者仰卧，施灸者手执艾条以点燃的一端对准施灸部位，距离皮肤 1.5 ~ 3 厘米，左右方向平行往复或反复旋转施灸，以感到施灸处温热、舒适为度。

【施灸时间】每日灸 1 次，每次 10 ~ 15 分钟，灸至皮肤产生红晕为止，一般 10 天为 1 个疗程。

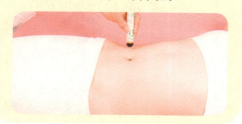

灸 大肠俞

【功效】理气降逆，调和肠胃。

【施灸方法】采用温和灸。施灸时，手执艾条以点燃的一端对准施灸部位，距离皮肤 1.5 ~ 3 厘米，以感到施灸处温热、舒适为度。

【施灸时间】每日灸 1 次，每次 10 ~ 15 分钟，灸至皮肤产生红晕为止，一般 10 天为 1 个疗程。

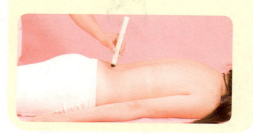

灸 支沟

【功效】清热通便。

【施灸方法】采用温和灸。取坐位，手执艾条以点燃的一端对准施灸部位，距离皮肤 1.5 ~ 3 厘米，以感到施灸处温热、舒适为度。

【施灸时间】每日灸 1 次，每次 10 ~ 15 分钟，灸至皮肤产生红晕为止，一般 10 天为 1 个疗程。

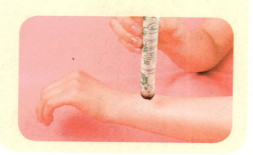

灸 足三里

【功效】补中益气，调解脾胃。

【施灸方法】采用温和灸。取坐位，手执艾条以点燃的一端对准施灸部位，距离皮肤 1.5 ~ 3 厘米，以感到施灸处温热、舒适为度。

【施灸时间】隔日灸 1 次，每次 3 ~ 15 分钟，灸至皮肤产生红晕为止。最好在每晚临睡前施灸。

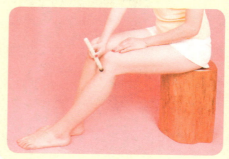

痔疮是指直肠下端黏膜和肛管远侧段皮下的静脉曲张团块，呈半球状隆起的肉球。发生在肛门内的叫内痔，在肛门外的叫外痔，内外均有的为混合痔。外痔在肛门边常有增生的皮瓣，发炎时疼痛；内痔便后可见出血，颜色鲜红，附在粪便外部；痔核可出现肿胀、疼痛、瘙痒、流水、出血等，大便时会脱出肛门。中医认为，痔疮是因热迫血下行，瘀结不散所致。艾灸相关穴位可以疏散风邪、培元补气，对痔疮有较好的疗效。

痔疮

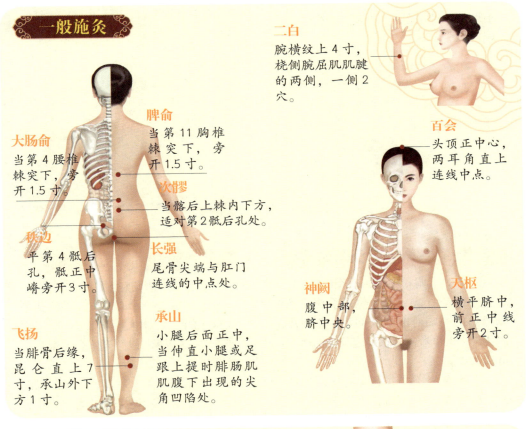

一般施灸

二白
腕横纹上4寸，桡侧腕屈肌肌腱的两侧，一侧2穴。

脾俞
当第11胸椎棘突下，旁开1.5寸。

大肠俞
当第4腰椎棘突下，旁开1.5寸。

次髎
当髂后上棘内下方，适对第2骶后孔处。

秩边
平第4骶后孔，骶正中嵴旁开3寸。

长强
尾骨尖端与肛门连线的中点处。

百会
头顶正中心，两耳角直上连线中点。

神阙
腹中部，脐中央。

天枢
横平脐中，前正中线旁开2寸。

承山
小腿后面正中，当伸直小腿或足跟上提时腓肠肌肌腹下出现的尖角凹陷处。

飞扬
当腓骨后缘，昆仑直上7寸，承山外下方1寸。

血海
髌底内侧端上2寸，当股四头肌内侧头的隆起处。

足三里
犊鼻下3寸，距胫骨前缘1横指（中指）。

上巨虚
当犊鼻下6寸，距胫骨前缘1横指（中指）。

阴陵泉
当胫骨内侧髁后下方凹陷处。

灸 长强

【功效】解痉止痛，调畅通补。

【施灸方法】施灸时，被施灸者俯卧，施灸者手执艾条以点燃的一端对准施灸部位，距离皮肤 1.5 ~ 3 厘米，以感到施灸处温热、舒适为度。

【施灸时间】每日灸 1 ~ 3 次，每次 30 分钟左右，灸至皮肤产生红晕为止。

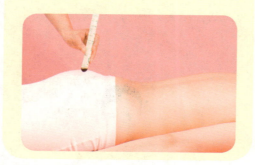

灸 次髎

【功效】补益下焦，强腰利湿。

【施灸方法】施灸时，被施灸者俯卧，施灸者手执艾条以点燃的一端对准施灸部位，距离皮肤 1.5 ~ 3 厘米，以感到施灸处温热、舒适为度。

【施灸时间】每日灸 1 ~ 3 次，每次 30 分钟左右，灸至皮肤产生红晕为止。

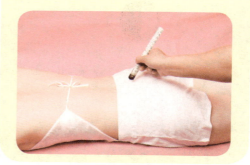

灸 上巨虚

【功效】调和肠胃，通经活络。

【施灸方法】取坐位，手执艾条以点燃的一端对准施灸部位，距离皮肤 1.5 ~ 3 厘米，以感到施灸处温热、舒适为度。

【施灸时间】每日灸 1 次，每次 3 ~ 15 分钟，灸至皮肤产生红晕为止。

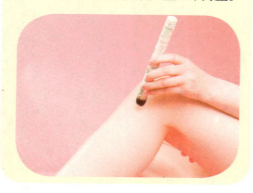

灸 二白

【功效】清肠利湿，理气止痛。

【施灸方法】取坐位，手执艾条以点燃的一端对准施灸部位，距离皮肤 1.5 ~ 3 厘米，以感到施灸处温热、舒适为度。

【施灸时间】每日灸 1 次，每次 3 ~ 15 分钟，灸至皮肤产生红晕为止。

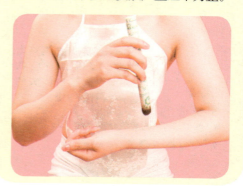

灸 承山

【功效】理气止痛，舒筋活络，消痹。

【施灸方法】取坐位，手执艾条以点燃的一端对准施灸部位，距离皮肤 1.5 ~ 3 厘米，以感到施灸处温热、舒适为度。

【施灸时间】每日灸 1 ~ 2 次，每次 30 分钟左右，灸至皮肤产生红晕为止。

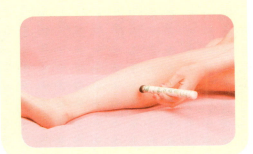

灸 血海

【功效】养血润燥，祛风止痒。

【施灸方法】取坐位，施灸者手执艾条以点燃的一端对准施灸部位，距离皮肤 1.5 ~ 3 厘米，以感到施灸处温热、舒适为度。

【施灸时间】每日灸 1 ~ 2 次，每次 20 分钟左右，灸至皮肤产生红晕为止。

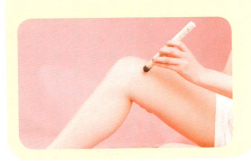

对症施灸

症状 1：便秘。

加灸 天枢

【功效】疏调肠腑，理气行滞，消食。

【施灸方法】施灸时，被施灸者仰卧，施灸者手执艾条以点燃的一端对准施灸部位，距离皮肤 1.5 ~ 3 厘米，左右方向平行往复或反复旋转施灸，以感到施灸处温热、舒适为度。

【施灸时间】每日灸 1 次，每次 10 ~ 20 分钟，灸至皮肤产生红晕为止。

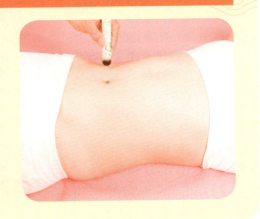

加灸 大肠俞

【功效】理气降逆，调和肠胃。

【施灸方法】施灸时，被施灸者俯卧，施灸者手执艾条以点燃的一端对准施灸部位，距离皮肤1.5～3厘米，以感到施灸处温热、舒适为度。

【施灸时间】每日灸1次，每次10～20分钟，灸至皮肤产生红晕为止。

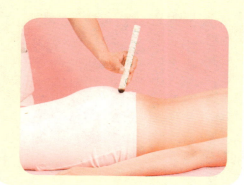

症状2：肿痛。

加灸 飞扬

【功效】清热安神，舒筋活络。

【施灸方法】取坐位，手执艾条以点燃的一端对准施灸部位，距离皮肤1.5～3厘米，以感到施灸处温热、舒适为度。

【施灸时间】每日灸1次，每次10～20分钟，一般10天为1个疗程。

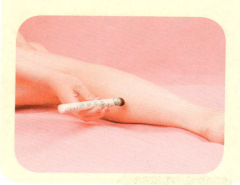

加灸 秩边

【功效】健腰腿，利下焦。

【施灸方法】施灸时，被施灸者俯卧，施灸者手执艾条以点燃的一端对准施灸部位，距离皮肤1.5～3厘米，以感到施灸处温热、舒适为度。

【施灸时间】每日灸1次，每次10～20分钟，一般10天为1个疗程。

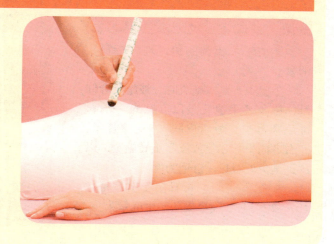

症状3：便血鲜红、量或多或少，肛门骤然剧痛。

加灸 足三里

【功效】补中益气，调解脾胃。

【施灸方法】取坐位，手执艾条以点燃的一端对准施灸部位，距离皮肤1.5～3厘米，以感到施灸处温热、舒适为度。

【施灸时间】隔日灸1次，每次3～15分钟，灸至皮肤产生红晕为止。最好在每晚临睡前施灸。

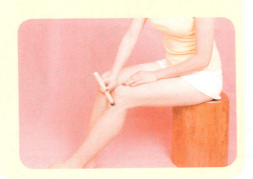

症状4：痔核脱出，肛门有下坠感，气短乏力，头晕目眩。

加灸 百会

【功效】醒脑开窍，宁静安神。

【施灸方法】施灸时，被施灸者取坐位，施灸者手执艾条以点燃的一端对准施灸部位，距离皮肤1.5～3厘米，以感到施灸处温热、舒适为度。

【施灸时间】每日灸1次，每次3～15分钟，灸至皮肤产生红晕为止。

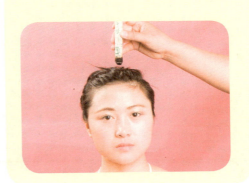

加灸 脾俞

【功效】健脾和胃，利湿升清。

【施灸方法】施灸时，被施灸者俯卧，施灸者手执艾条以点燃的一端对准施灸部位，距离皮肤1.5～3厘米，以感到施灸处温热、舒适为度。

【施灸时间】每日灸1次，每次3～15分钟，灸至皮肤产生红晕为止。

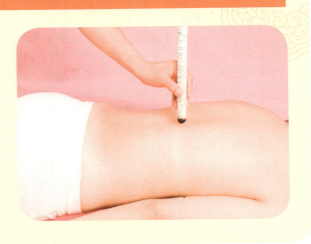

加灸 神阙

【功效】培元固本，和胃理肠。

【施灸方法】施灸时，被施灸者仰卧，施灸者手执艾条以点燃的一端对准施灸部位，距离皮肤1.5～3厘米，以感到施灸处温热、舒适为度。

【施灸时间】每日灸1次，每次3～15分钟，灸至皮肤产生红晕为止。

症状5：血色污浊，大便干结。

加灸 阴陵泉

【功效】清利湿热，健脾理气。

【施灸方法】宜采用温和灸。施灸时，手执艾条以点燃的一端对准施灸部位，距离皮肤1.5～3厘米，以感到施灸处温热、舒适为度。

【施灸时间】每日灸1次，每次3～15分钟，灸至皮肤产生红晕为止。

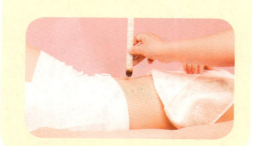

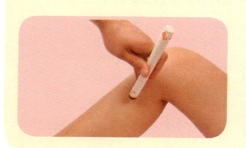

温馨小贴士
WEN XIN XIAO TIE SHI

患者一旦发现自己患有痔疮后，除积极治疗外，也应注意平时的保养，这对痔疮的康复极为重要。主要注意以下几个方面：

1. 注意饮食：痔疮患者应忌食或少食刺激性食品及煎、烤、炸之品，因此类食品可刺激盲肠、肛门黏膜皮肤，加剧痔疮出血、脱垂症状；应多食富含纤维素的食品，饮食不宜过饱，以免因大便干燥排出困难而加剧病情。

2. 调节情志：患者应平心静气、保持心情舒畅，忌急躁发怒，因怒伤肝，肝气郁结可致脾气下陷，使痔疮脱垂、出血加剧。

3. 合理休息：痔疮发作期应合理休息，不要过分活动或劳累，以免痔疮因内裤的摩擦使症状加剧。

4. 戒酒色：饮酒可刺激盲肠、肛门黏膜而加剧病情，频繁的性生活可加剧会阴、肛门部充血，亦可加剧痔疮脱垂和出血。

5. 坐浴熏洗：坐浴熏洗能清洁肛门，清洗分泌物，减少分泄物对黏膜皮肤的刺激，改善局部血循环，减轻炎症、充血和水肿。

脱 肛

　　脱肛又称直肠脱垂，指肛管直肠外翻而脱垂于肛门外。轻者排便时直肠黏膜脱出，便后可自行还纳；日久逐步发展为直肠全层脱出，除大便时脱出外，甚至咳嗽、行走、下蹲也脱出，需用手推回或卧床休息后方能回纳。如脱出未及时还纳，直肠黏膜将充血水肿、出血或糜烂。可伴有肛周皮肤潮湿瘙痒、腰骶及腹部坠胀酸痛。中医认为，脱肛是由于气虚下陷，不能收摄，以致肛管直肠向外脱出。艾灸相关穴位能够补益中气，升提下陷，调控机体的免疫力，从而达到恢复正常机能的目的。

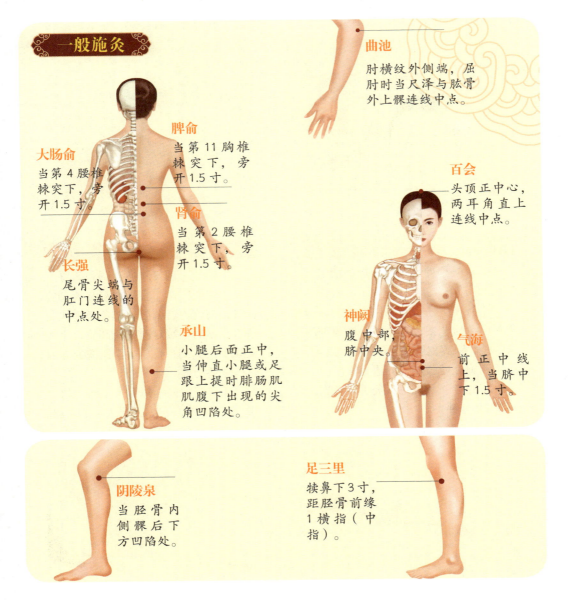

一般施灸

曲池
肘横纹外侧端，屈肘时当尺泽与肱骨外上髁连线中点。

脾俞
当第 11 胸椎棘突下，旁开 1.5 寸。

大肠俞
当第 4 腰椎棘突下，旁开 1.5 寸。

肾俞
当第 2 腰椎棘突下，旁开 1.5 寸。

百会
头顶正中心，两耳角直上连线中点。

长强
尾骨尖端与肛门连线的中点处。

承山
小腿后面正中，当伸直小腿或足跟上提时腓肠肌肌腹下出现的尖角凹陷处。

神阙
腹中部，脐中央。

气海
前正中线上，当脐中下 1.5 寸。

阴陵泉
当胫骨内侧髁后下方凹陷处。

足三里
犊鼻下 3 寸，距胫骨前缘 1 横指（中指）。

灸 百会

【功效】醒脑开窍，宁静安神。

【施灸方法】宜采用温和灸。施灸时，被施灸者取坐位，施灸者手执艾条以点燃的一端对准施灸部位，距离皮肤1.5～3厘米，以感到施灸处温热、舒适为度。

【施灸时间】每日灸1次，每次3～15分钟。早晨施灸效果更佳。

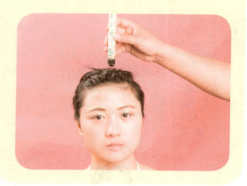

灸 长强

【功效】解痉止痛，调畅通补。

【施灸方法】宜采用温和灸。施灸时，被施灸者俯卧，施灸者手执艾条以点燃的一端对准施灸部位，距离皮肤1.5～3厘米，以感到施灸处温热、舒适为度。

【施灸时间】每日灸1～2次，每次30分钟左右。

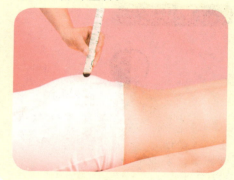

灸 承山

【功效】理气止痛，舒筋活络，消痣。

【施灸方法】宜采用温和灸。施灸时，手执艾条以点燃的一端对准施灸部位，距离皮肤1.5～3厘米施灸，以感到施灸处温热、舒适为度。

【施灸时间】每日灸1～2次，每次30分钟。

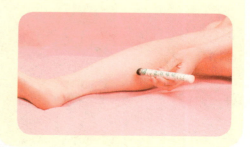

灸 大肠俞

【功效】理气降逆，调和肠胃。

【施灸方法】宜采用温和灸。施灸时，被施灸者俯卧，施灸者手执艾条以点燃的一端对准施灸部位，距离皮肤1.5～3厘米，以感到施灸处温热、舒适为度。

【施灸时间】每日灸1次，每次10～15分钟，一般10天为1个疗程。

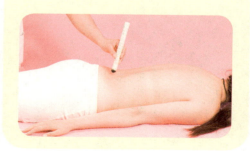

灸 气海

【功效】利下焦，补元气，行气散滞。

【施灸方法】宜采用温和灸。施灸时，被施灸者仰卧，施灸者手执艾条以点燃的一端对准施灸部位，距离皮肤1.5～3厘米，以感到施灸处温热、舒适为度。

【施灸时间】每日灸1～2次，每次10分钟左右。

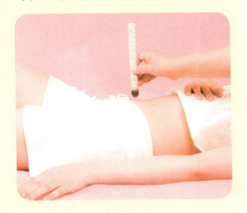

灸 足三里

【功效】补中益气，调解脾胃。

【施灸方法】采用温和灸。取坐位，手执艾条以点燃的一端对准施灸部位，距离皮肤1.5～3厘米，以感到施灸处温热、舒适为度。

【施灸时间】隔日灸1次，每次3～15分钟，灸至皮肤产生红晕为止。最好在每晚临睡前施灸。

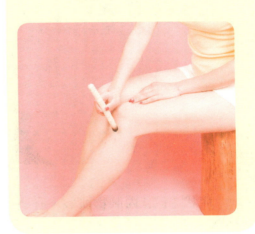

对症施灸

症状1：气短乏力，头晕，大便溏稀，容易出血、血色淡，面色苍白。

加灸 脾俞

【功效】健脾和胃，利湿升清。

【施灸方法】采用温和灸。施灸时，被施灸者俯卧，施灸者手执艾条以点燃的一端对准施灸部位，距离皮肤1.5～3厘米，以感到施灸处温热、舒适为度。

【施灸时间】每日灸1次，每次3～15分钟，灸至皮肤产生红晕为止。

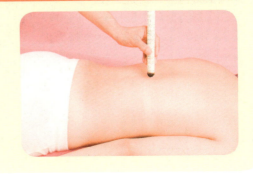

症状 2：腿脚寒凉难受。

加灸 肾俞

【功效】益肾助阳，强腰利水。

【施灸方法】施灸时，被施灸者俯卧，施灸者手执艾条以点燃的一端对准施灸部位，距离皮肤 1.5 ~ 3 厘米，左右方向平行往复或反复旋转施灸，以感到施灸处温热、舒适为度。

【施灸时间】每日灸 1 次，每次 3 ~ 15 分钟，灸至皮肤产生红晕为止。

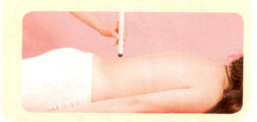

加灸 神阙

【功效】培元固本，和胃理肠。

【施灸方法】施灸时，被施灸者仰卧，施灸者手执艾条以点燃的一端对准施灸部位，距离皮肤 1.5 ~ 3 厘米，以感到施灸处温热、舒适为度。

【施灸时间】每日灸 1 次，每次 3 ~ 15 分钟，灸至皮肤产生红晕为止。

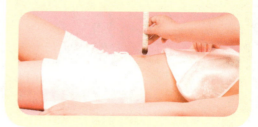

症状 3：肛内肿物溃破，有坠痛感。

加灸 曲池

【功效】解表热，清热毒。

【施灸方法】宜采用温和灸。施灸时，手执艾条以点燃的一端对准施灸部位，距离皮肤 1.5 ~ 3 厘米，以感到施灸处温热、舒适为度。

【施灸时间】每日灸 1 ~ 2 次，每次 30 分钟，灸至皮肤产生红晕为止。

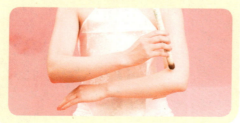

加灸 阴陵泉

【功效】清利湿热，健脾理气。

【施灸方法】宜采用温和灸。施灸时，手执艾条以点燃的一端对准施灸部位，距离皮肤 1.5 ~ 3 厘米，以感到施灸处温热、舒适为度。

【施灸时间】每日灸 1 次，每次 3 ~ 15 分钟，灸至皮肤产生红晕为止。

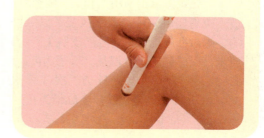

皮肤瘙痒症是指无原发皮疹，但有瘙痒的一种皮肤病，属中医"痒风"的范畴。其瘙痒发生于全身或局部，常为阵发性，尤以夜间为重。中医认为，风邪、湿邪、热邪、血虚、虫淫等为致病的主要原因。艾灸相关穴位能够疏风祛湿、清热解毒、养血润燥、活血化瘀，从而达到祛邪、扶正、止痒之功效。

皮　肤
瘙痒症

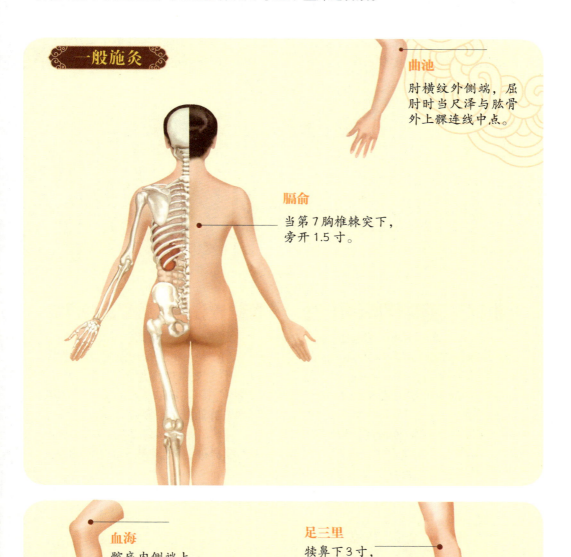

一般施灸

曲池
肘横纹外侧端，屈肘时当尺泽与肱骨外上髁连线中点。

膈俞
当第7胸椎棘突下，旁开1.5寸。

血海
髌底内侧端上2寸，当股四头肌内侧头的隆起处。

足三里
犊鼻下3寸，距胫骨前缘1横指（中指）。

灸 曲池

【功效】解表热，清热毒。

【施灸方法】宜采用温和灸。施灸时，手执艾条以点燃的一端对准施灸部位，距离皮肤 1.5 ~ 3 厘米。也可以用艾灸罐旋灸。

【施灸时间】每日灸 1 ~ 2 次，每次 20 分钟，灸至皮肤产生红晕为止。

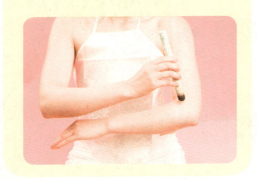

灸 血海

【功效】养血润燥，祛风止痒。

【施灸方法】采用温和灸。取坐位，手执艾条以点燃的一端对准施灸部位，距离皮肤 1.5 ~ 3 厘米，以感到施灸处温热、舒适为度。

【施灸时间】每日灸 1 ~ 2 次，每次 20 分钟左右，灸至皮肤产生红晕为止。

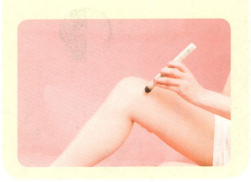

灸 膈俞

【功效】理气宽胸，和血止痒。

【施灸方法】宜采用回旋灸。施灸时，被施灸者俯卧，施灸者手执艾条以点燃的一端对准施灸部位，距离皮肤 1.5 ~ 3 厘米，左右方向平行往复或反复旋转施灸，以感到施灸处温热、舒适为度。

【施灸时间】每日灸 1 ~ 2 次，每次 15 ~ 20 分钟，灸至皮肤产生红晕为止。

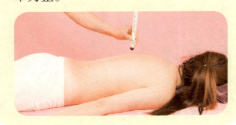

灸 足三里

【功效】补中益气，调解脾胃。

【施灸方法】采用温和灸。取坐位，手执艾条以点燃的一端对准施灸部位，距离皮肤 1.5 ~ 3 厘米，以感到施灸处温热、舒适为度。

【施灸时间】每日灸 1 次，每次 3 ~ 15 分钟，灸至皮肤产生红晕为止。

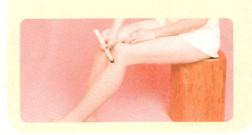

第四章

灸到痛自消，舒筋活络筋骨通

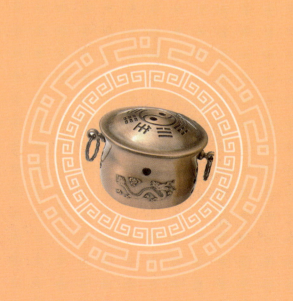

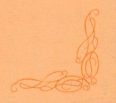

落 枕

　　落枕又称"失枕"，是一种常见病，好发于青壮年，以冬季、春季多见。可因劳累过度、睡眠时头颈部位置不当、枕头高低软硬不合适，使颈部肌肉长时间处于过度伸展或紧张状态，引起颈部肌肉静力性损伤或痉挛；也可因风寒湿邪侵袭，或外力袭击，或肩扛重物等导致。中医认为落枕常因颈筋受挫，气滞血瘀，不通则痛，或素体肝肾亏虚，筋骨痿弱，气血运行不畅，加之夜间沉睡，颈肩外露，感受风寒，气血痹阻，经络不通所致。艾灸相关穴位可以化瘀通络，祛风散寒，活血止痛，从而达到治疗的目的。

一般施灸

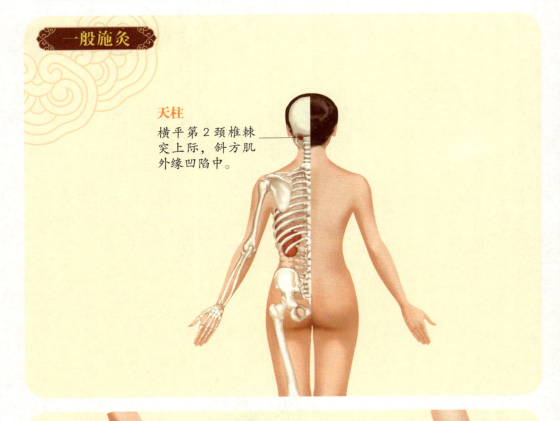

天柱
横平第2颈椎棘突上际，斜方肌外缘凹陷中。

后溪
第5指掌关节后尺侧的远侧掌横纹头赤白肉际处。

落枕
手背上第2、3掌骨之间，掌指关节后0.5寸(指寸)凹陷中。

列缺
桡骨茎突上方，腕横纹上1.5寸处。

灸 列缺

【功效】宣肺解表，通络活络，通调任脉。

【施灸方法】采用温和灸。施灸时取坐位，手执艾条以点燃的一端对准施灸部位，距离皮肤 1.5 ~ 3 厘米，以感到施灸处温热、舒适为度。

【施灸时间】每日灸 1 次，每次 20 ~ 30 分钟。

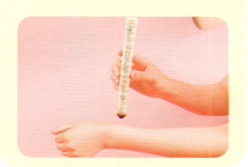

灸 天柱

【功效】疏风解表，利鼻止痛。

【施灸方法】宜采用温和灸。施灸时，被施灸者取坐位，施灸者手执艾条以点燃的一端对准施灸部位，距离皮肤 1.5 ~ 3 厘米，以感到施灸处温热、舒适为度。

【施灸时间】每日灸 1 次，每次 20 ~ 30 分钟，灸至皮肤产生红晕为止。

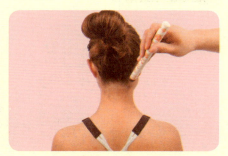

灸 后溪

【功效】疏经，通窍，宁神。

【施灸方法】宜采用温和灸。施灸时，手执艾条以点燃的一端对准施灸部位，距离皮肤 1.5 ~ 3 厘米，以感到施灸处温热、舒适为度。

【施灸时间】每日灸 1 次，每次 20 ~ 30 分钟，灸至皮肤产生红晕为止。

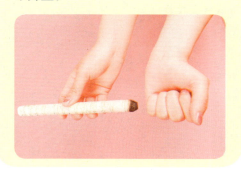

灸 落枕

【功效】祛风通络，活血止痛。

【施灸方法】宜采用温和灸。施灸时，手执艾条以点燃的一端对准施灸部位，距离皮肤 1.5 ~ 3 厘米，以感到施灸处温热、舒适为度。

【施灸时间】每日灸 1 次，每次 20 ~ 30 分钟，灸至皮肤产生红晕为止。

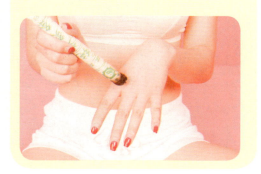

颈椎病

颈椎病又称颈椎综合征，是由于颈部长期劳损，颈椎及其周围软组织发生病理改变或骨质增生等，导致颈神经根、颈部脊髓、椎动脉及交感神经受到压迫或刺激而引起的一组复杂的症候群。一般出现颈僵，活动受限，一侧或两侧颈、肩、臂出现放射性疼痛，头痛，头晕，肩、臂、指麻木，胸闷，心悸等症状。多由外感风寒湿邪，致督脉受损、气血滞涩、经络闭阻或气血不足所致，另外各种慢性损伤也会造成颈椎及其周围软组织不同程度损伤。可通过艾灸温经散寒、疏通经络的功效达到治疗目的。

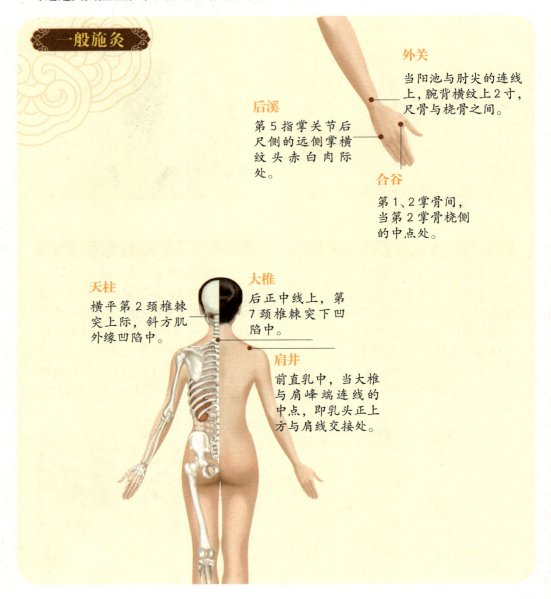

一般施灸

外关
当阳池与肘尖的连线上，腕背横纹上2寸，尺骨与桡骨之间。

后溪
第5指掌关节后尺侧的远侧掌横纹头赤白肉际处。

合谷
第1、2掌骨间，当第2掌骨桡侧的中点处。

天柱
横平第2颈椎棘突上际，斜方肌外缘凹陷中。

大椎
后正中线上，第7颈椎棘突下凹陷中。

肩井
前直乳中，当大椎与肩峰端连线的中点，即乳头正上方与肩线交接处。

灸 天柱

【功效】疏风解表，利鼻止痛。

【施灸方法】宜采用温和灸。施灸时，被施灸者取坐位，施灸者手执艾条以点燃的一端对准施灸部位，距离皮肤1.5～3厘米，以感到施灸处温热、舒适为度。

【施灸时间】每日灸1次，每次3～15分钟，灸至皮肤产生红晕为止。

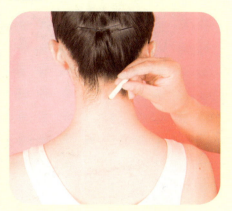

灸 肩井

【功效】祛风清热，活络消肿。

【施灸方法】采用温和灸。施灸时，被施灸者俯卧，施灸者手执艾条以点燃的一端对准施灸部位，距离皮肤1.5～3厘米，以感到施灸处温热、舒适为度。

【施灸时间】每日灸1次，每次3～15分钟。

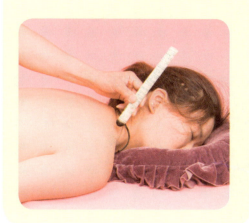

灸 大椎

【功效】清热解表，截疟止痛。

【施灸方法】宜采用温和灸。施灸时，被施灸者俯卧，施灸者手执艾条以点燃的一端对准施灸部位，距离皮肤1.5～3厘米，以感到施灸处温热、舒适为度。

【施灸时间】每日灸1～2次，每次30分钟，灸至皮肤产生红晕为止。

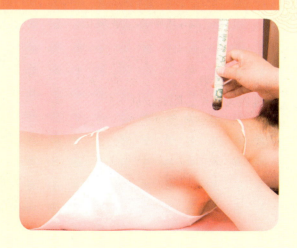

灸 后溪

【功效】疏经，通窍，宁神。

【施灸方法】宜采用温和灸。施灸时，手执艾条以点燃的一端对准施灸部位，距离皮肤 1.5 ～ 3 厘米，以感到施灸处温热、舒适为度。

【施灸时间】每日灸 1 次，每次 20 ～ 30 分钟，灸至皮肤产生红晕为止。

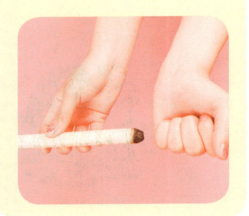

灸 合谷

【功效】镇静止痛，通经活络，清热解表。

【施灸方法】宜采用温和灸。施灸时，手执艾条以点燃的一端对准施灸部位，距离皮肤 1.5 ～ 3 厘米，以感到施灸处温热、舒适为度。

【施灸时间】每日灸 1 ～ 2 次，每次 10 ～ 20 分钟。

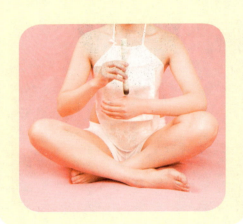

灸 外关

【功效】清热解毒，解痉止痛。

【施灸方法】宜采用温和灸。施灸时，手执艾条以点燃的一端对准施灸部位，距离皮肤 1.5 ～ 3 厘米，以感到施灸处温热、舒适为度。

【施灸时间】每日灸 1 ～ 2 次，每次 3 ～ 15 分钟，灸至皮肤产生红晕为止。

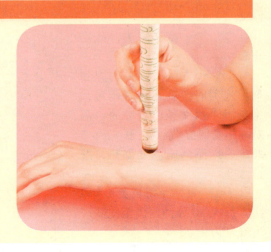

肩周炎

肩周炎又称漏肩风、五十肩、冻结肩，是以肩关节疼痛和活动不便为主要症状的常见病症。早期肩关节呈阵发性疼痛，常因天气变化及劳累而诱发，以后逐渐发展为持续性疼痛，并逐渐加重，昼轻夜重，夜不能寐，不能向患侧侧卧，肩关节向各个方向的主动和被动活动均受限。中医认为肩周炎的发病与气血不足、外感风寒湿及闪挫劳伤有关，伤及肩周筋脉，致使气血不通而痛，遂生骨痹。艾灸相关穴位可疏通气血、祛除湿邪，减少疼痛，从而治疗该病。

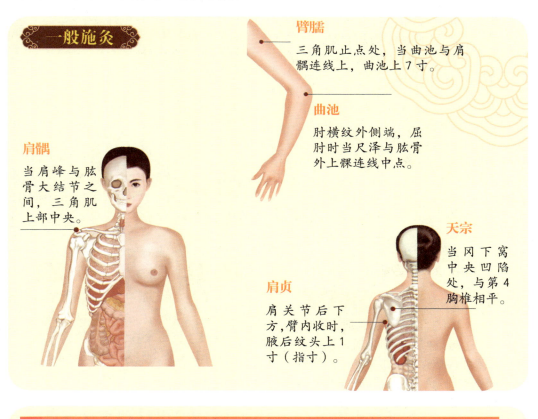

一般施灸

臂臑
三角肌止点处，当曲池与肩髃连线上，曲池上7寸。

曲池
肘横纹外侧端，屈肘时当尺泽与肱骨外上髁连线中点。

肩髃
当肩峰与肱骨大结节之间，三角肌上部中央。

天宗
当冈下窝中央凹陷处，与第4胸椎相平。

肩贞
肩关节后下方，臂内收时，腋后纹头上1寸（指寸）。

灸 肩髎

【功效】通经活络，疏散风热。

【施灸方法】宜采用温和灸。施灸时，手执艾条以点燃的一端对准施灸部位，距离皮肤1.5～3厘米，以感到施灸处温热、舒适为度。

【施灸时间】每日灸1～2次，每次10～15分钟。

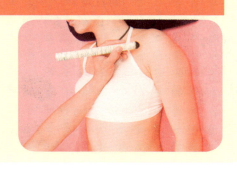

症状 1：上臂痛。

加灸 臂臑

【功效】清热明目，通经活络。

【施灸方法】宜采用温和灸。施灸时，手执艾条以点燃的一端对准施灸部位，距离皮肤 1.5 ~ 3 厘米，以感到施灸处温热、舒适为度。

【施灸时间】每日灸 1 ~ 2 次，每次 10 ~ 20 分钟。

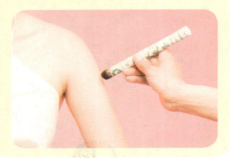

加灸 曲池

【功效】解表热，清热毒。

【施灸方法】宜采用温和灸。施灸时，手执艾条以点燃的一端对准施灸部位，距离皮肤 1.5 ~ 3 厘米，以感到施灸处温热舒适为度。

【施灸时间】每日灸 1 ~ 2 次，每次 10 ~ 20 分钟。

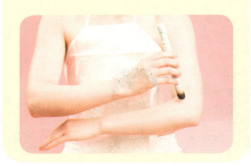

症状 2：肩胛痛。

加灸 天宗

【功效】舒筋活络，理气消肿。

【施灸方法】施灸时，被施灸者俯卧，施灸者手执艾条以点燃的一端对准施灸部位，距离皮肤 1.5 ~ 3 厘米，以感到施灸处温热、舒适为度。

【施灸时间】每日灸 1 ~ 2 次，每次 10 ~ 20 分钟，灸至皮肤产生红晕为止。

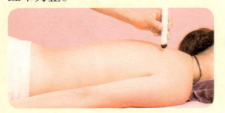

加灸 肩贞

【功效】舒筋利节，通络散节。

【施灸方法】宜采用温和灸。施灸时，被施灸者俯卧，施灸者手执艾条以点燃的一端对准施灸部位，距离皮肤 1.5 ~ 3 厘米，以感到施灸处温热、舒适为度。

【施灸时间】每日灸 1 ~ 2 次，每次 10 ~ 20 分钟，灸至皮肤产生红晕为止。

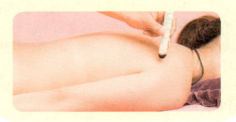

腰肌劳损

腰肌劳损又称慢性腰痛、慢性下腰损伤、腰臀肌筋膜炎等，实为腰部肌肉及其附着点筋膜或骨膜的慢性损伤性炎症，是腰痛的常见原因之一，主要是指腰骶部肌肉、筋膜、韧带等软组织的慢性损伤而引起的慢性疼痛。本病属于中医腰痛、痹病范畴。中医认为本病多与寒湿劳损、肾虚等有关，即风寒湿之邪客于经络，弯腰负重时经络受阻，气血运行不畅而致腰肌劳损，或久病、肾虚、劳欲过度，精血不足、筋脉失养而作痛。艾灸相关穴位可活筋通络、软坚散结、畅通气血，对腰肌劳损有很好的防治效果。

一般施灸

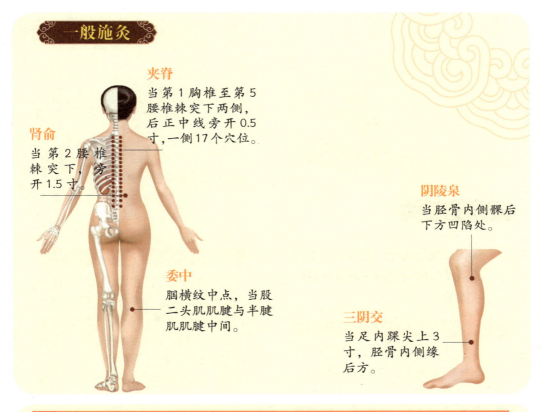

夹脊 当第1胸椎至第5腰椎棘突下两侧，后正中线旁开0.5寸，一侧17个穴位。

肾俞 当第2腰椎棘突下，旁开1.5寸。

阴陵泉 当胫骨内侧髁后下方凹陷处。

委中 腘横纹中点，当股二头肌肌腱与半腱肌肌腱中间。

三阴交 当足内踝尖上3寸，胫骨内侧缘后方。

灸肾俞

【功效】益肾助阳，强腰利水。

【施灸方法】采用回旋灸。施灸时，被施灸者俯卧，施灸者手执艾条以点燃的一端对准施灸部位，距离皮肤3厘米左右，左右方向平行往复或反复旋转施灸。

【施灸时间】每日灸1次，每次10～20分钟，灸至皮肤产生红晕为止。

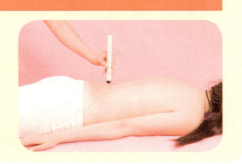

灸 委中

【功效】通经活络，止痛。

【施灸方法】宜采用温和灸。施灸时，手执艾条以点燃的一端对准施灸部位，距离皮肤 1～3 厘米。

【施灸时间】每日灸 1 次，每次 10～20 分钟，灸至皮肤产生红晕为止。

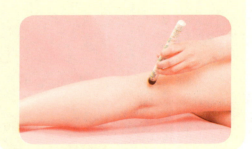

灸 夹脊

【功效】调节神经，活血通络。

【施灸方法】采用回旋灸。施灸时，被施灸者俯卧，施灸者手执艾条以点燃的一端对准施灸部位，距离皮肤 3 厘米左右，左右方向平行往复或反复旋转施灸。

【施灸时间】每日灸 1 次，每次 5～10 分钟，灸至皮肤产生红晕为止。

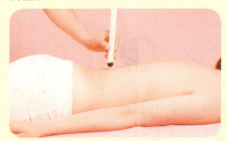

对症施灸

症状：腰痛而冷，遇到寒冷潮湿天气及气候变化时疼痛发作或症状加重。

加灸 阴陵泉

【功效】清利湿热，健脾理气。

【施灸方法】施灸时，取坐位，手执艾条以点燃的一端对准施灸部位，距离皮肤 1.5～3 厘米，以感到施灸处温热、舒适为度。

【施灸时间】每日灸 1 次，每次 3～15 分钟，灸至皮肤产生红晕为止。

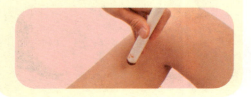

加灸 三阴交

【功效】健脾和胃，调补肝肾。

【施灸方法】施灸时，取坐位，手执艾条以点燃的一端对准施灸部位，距离皮肤 1.5～3 厘米，以感到施灸处温热、舒适为度。

【施灸时间】每日灸 1 次，每次 3～15 分钟，灸至皮肤产生红晕为止。

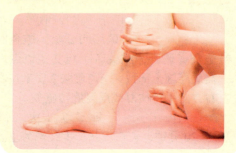

足跟痛

足跟痛又称脚跟痛，指足跟一侧或两侧疼痛，不红不肿，行走不便，是足跟的骨质、关节、滑囊、筋膜等处病变引起的疾病。中医认为，足跟痛的病因多属肝肾阴虚、痰湿、血热等。肝主筋，肾主骨，肝肾亏虚，筋骨失养，复感风寒湿邪或慢性劳损便导致经络瘀滞，气血运行受阻，使筋骨、肌肉失养而发病。艾灸相关穴位可以舒筋活血、滋养筋骨，消除足部的疼痛和酸胀。

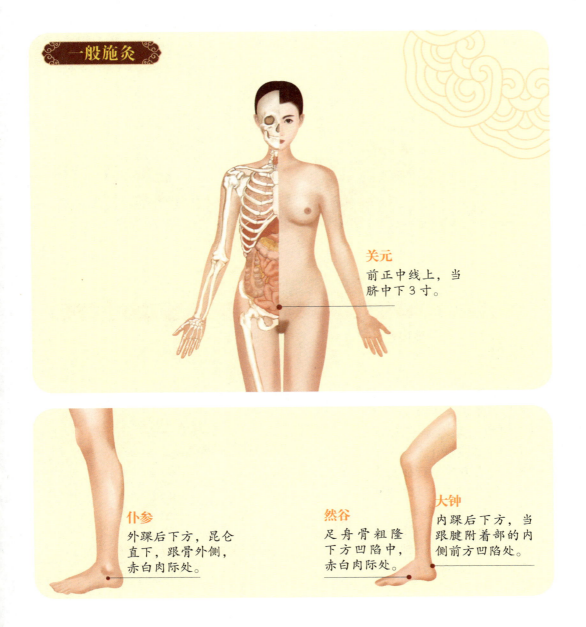

一般施灸

关元
前正中线上，当脐中下3寸。

仆参
外踝后下方，昆仑直下，跟骨外侧，赤白肉际处。

然谷
足舟骨粗隆下方凹陷中，赤白肉际处。

大钟
内踝后下方，当跟腱附着部的内侧前方凹陷处。

灸 大钟

【功效】益肾平喘，调理二便。

【施灸方法】宜采用温和灸。施灸时，手执艾条以点燃的一端对准施灸部位，距离皮肤 1.5 ～ 3 厘米，以感到施灸处温热、舒适为度。

【施灸时间】每日灸 1 次，每次 3 ～ 7 分钟，灸至皮肤产生红晕为止。

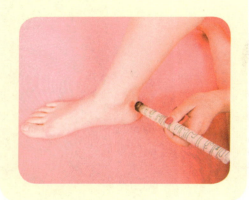

灸 然谷

【功效】泻热，消肿，宁神。

【施灸方法】宜采用温和灸。施灸时，手执艾条以点燃的一端对准施灸部位，距离皮肤 1.5 ～ 3 厘米，以感到施灸处温热、舒适为度。

【施灸时间】每日灸 1 次，每次 3 ～ 7 分钟，灸至皮肤产生红晕为止。

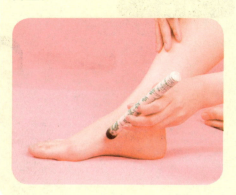

灸 关元

【功效】补肾培元，温阳固脱。

【施灸方法】采用回旋灸。施灸时，被施灸者仰卧，施灸者手执艾条以点燃的一端对准施灸部位，距离皮肤 1.5 ～ 3 厘米，左右方向平行往复或反复旋转施灸，以感到施灸处温热、舒适为度。

【施灸时间】每日灸 1 次，每次 5 ～ 15 分钟，灸至皮肤产生红晕为止。

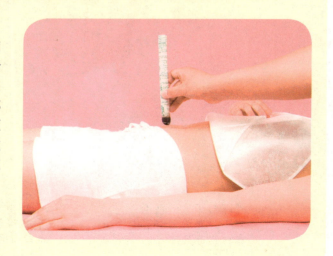

灸仆参

【功效】强筋壮骨，通络止痛。

【施灸方法】宜采用温和灸。施灸时，手执艾条以点燃的一端对准施灸部位，距离皮肤1.5～3厘米，以感到施灸处温热、舒适为度。

【施灸时间】每日灸1～2次，每次3～5分钟，灸至皮肤产生红晕为止。

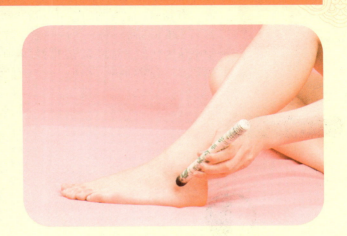

温馨小贴士
WEN XIN XIAO TIE SHI

以肾气不足为主要病机的足跟痛，主要表现为局部疼痛固定不移、行走不利、行走则疼痛加剧，或伴有头目眩晕、腰膝酸软、肢软乏力等症状。当以补肾气、强筋壮骨为主进行医治。可服用韭菜炒羊肝：韭菜100克、羊肝100克，调味品适量。将韭菜洗净，切段；羊肝洗净，切片，加水淀粉适量拌匀；锅中放植物油适量，烧热后下羊肝翻炒，待熟时，下韭菜，翻炒至熟，调味服食。每周2次。

以肝肾阴虚为病机的足跟痛主要表现除上述症状外，还有五心烦热、眼目干涩等。治疗当以补益肝肾，滋阴清热为主。可服用山药莲子芡实粥：芡实30克、山药30克、莲子15克、粳米50克，熬粥食用，每日1次。

坐骨神经痛

坐骨神经痛以疼痛放射至一侧或双侧臀部、大腿后侧为特征，是由坐骨神经根受压所致。疼痛可以是锐痛，也可以是钝痛；有刺痛，也有灼痛；可以是间断的，也可以是持续的。通常只发生在身体一侧，可因咳嗽、喷嚏、弯腰、举重物而加重。中医认为，坐骨神经痛与肝肾亏虚有关。艾灸相关穴位可以清热利湿、舒筋活络、散风止痛，有效缓解症状。

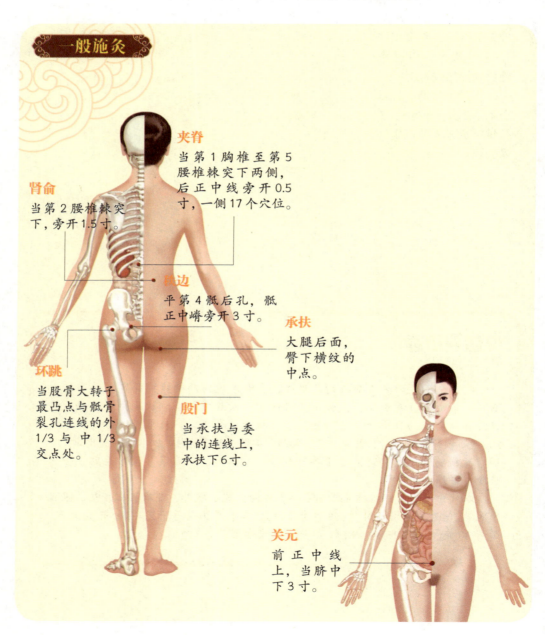

一般施灸

夹脊
当第 1 胸椎至第 5 腰椎棘突下两侧，后正中线旁开 0.5 寸，一侧 17 个穴位。

肾俞
当第 2 腰椎棘突下，旁开 1.5 寸。

秩边
平第 4 骶后孔，骶正中嵴旁开 3 寸。

承扶
大腿后面，臀下横纹的中点。

环跳
当股骨大转子最凸点与骶骨裂孔连线的外 1/3 与 中 1/3 交点处。

殷门
当承扶与委中的连线上，承扶下 6 寸。

关元
前正中线上，当脐中下 3 寸。

灸 夹脊

【功效】调节神经，活血通络。

【施灸方法】采用回旋灸。施灸时，被施灸者俯卧，施灸者手执艾条以点燃的一端对准施灸部位，距离皮肤 1 ~ 3 厘米，左右方向平行往复或反复旋转施灸。

【施灸时间】每日灸 1 次，每次 5 ~ 10 分钟，灸至皮肤产生红晕为止。

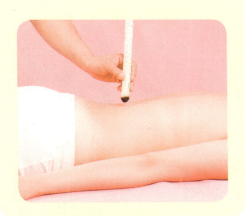

灸 秩边

【功效】健腰腿，利下焦。

【施灸方法】采用温和灸。施灸时，被施灸者俯卧，施灸者手执艾条以点燃的一端对准施灸部位，距离皮肤 1.5 ~ 3 厘米，以感到施灸处温热、舒适为度。

【施灸时间】每日灸 1 次，每次 5 ~ 10 分钟，灸至皮肤产生红晕为止。

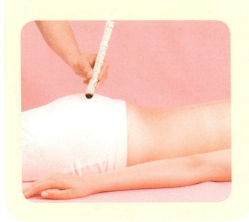

灸 环跳

【功效】祛风化湿，强健腰膝。

【施灸方法】采用回旋灸。被施灸者俯卧，施灸者手执艾条以点燃的一端对准施灸部位，距离皮肤 1 ~ 3 厘米，左右方向平行往复或反复旋转施灸。

【施灸时间】每日灸 1 次，每次 5 ~ 10 分钟，灸至皮肤产生红晕为止。

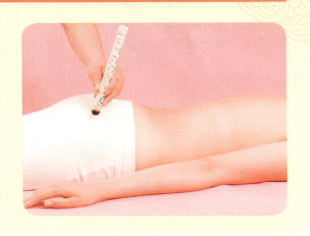

症状1：腰痛。

加灸 肾俞

【功效】益肾助阳，强腰利水。

【施灸方法】采用温和灸。施灸时，被施灸者俯卧，施灸者手执艾条以点燃的一端对准施灸部位，距离皮肤1.5～3厘米。

【施灸时间】每日灸1次，每次3～15分钟，灸至皮肤产生红晕为止。

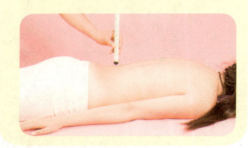

症状2：大腿后侧痛。

加灸 承扶

【功效】舒筋活络，调理下焦。

【施灸方法】采用回旋灸。施灸时，被施灸者俯卧，施灸者手执艾条以点燃的一端对准施灸部位，距离皮肤1～3厘米，左右方向平行往复或反复旋转施灸。

【施灸时间】每日灸1次，每次3～15分钟，灸至皮肤产生红晕为止。

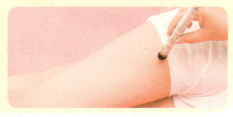

加灸 关元

【功效】补肾培元，温阳固脱。

【施灸方法】采用回旋灸。施灸时，被施灸者仰卧，施灸者手执艾条以点燃的一端对准施灸部位，距离皮肤1.5～3厘米，左右方向平行往复或反复旋转施灸。

【施灸时间】每日灸1次，每次3～15分钟。

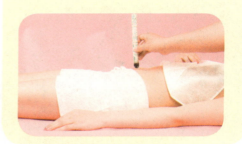

加灸 殷门

【功效】舒筋通络，强腰膝。

【施灸方法】采用回旋灸。施灸时，被施灸者俯卧，施灸者手执艾条以点燃的一端对准施灸部位，距离皮肤1～3厘米，左右方向平行往复或反复旋转施灸。

【施灸时间】每日灸1次，每次3～15分钟，灸至皮肤产生红晕为止。

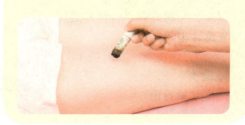

腕关节由桡腕关节、腕骨间关节和下尺桡关节及腕掌关节组成。主要作用是使腕背伸、腕屈曲及前臂旋转。扭拧伤为本病最常见病因，如不慎跌倒，手掌或手背着地支撑，迫使腕部过度背伸、屈曲；或拧螺丝等用力过猛，腕部过度旋转。此外，也可由腕部劳损过度，职业性劳损等引起。临床表现为腕部肿胀疼痛、酸痛无力、腕关节活动疼痛加剧。艾灸相关穴位能够舒筋活络、活血散瘀、清热镇痛，从而治疗该症。

腕关节扭伤

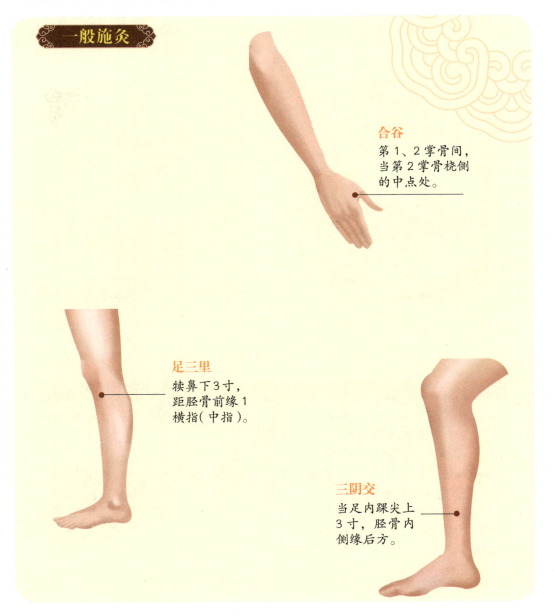

一般施灸

合谷
第 1、2 掌骨间，当第 2 掌骨桡侧的中点处。

足三里
犊鼻下 3 寸，距胫骨前缘 1 横指（中指）。

三阴交
当足内踝尖上 3 寸，胫骨内侧缘后方。

灸 合谷

【功效】镇静安神，通络活血，调气镇痛。

【施灸方法】宜采用温和灸。施灸时，手执艾条以点燃的一端对准施灸部位，距离皮肤1.5 ~ 3厘米，以感到施灸处温热、舒适为度。

【施灸时间】每日灸1次，每次10 ~ 20分钟。

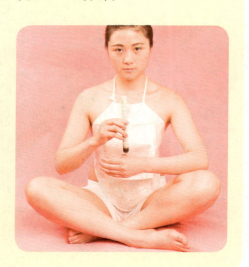

灸 三阴交

【功效】健脾和胃，调补肝肾。

【施灸方法】宜采用温和灸。施灸时，手执艾条以点燃的一端对准施灸部位，距离皮肤1.5 ~ 3厘米，以感到施灸处温热、舒适为度。

【施灸时间】每日灸1次，每次5 ~ 10分钟，灸至皮肤产生红晕为止。

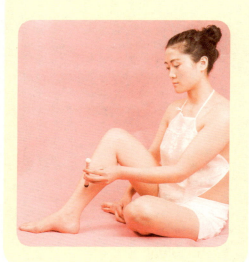

灸 足三里

【功效】补中益气，调解脾胃。

【施灸方法】采用温和灸。取坐位，手执艾条以点燃的一端对准施灸部位，距离皮肤1.5 ~ 3厘米，以感到施灸处温热、舒适为度。

【施灸时间】隔日灸1次，每次3 ~ 15分钟，灸至皮肤产生红晕为止。

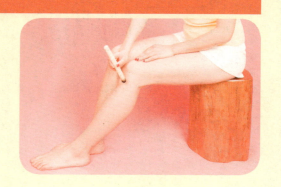

踝关节是人体在运动中首先与地面接触的主要负重关节，也是日常生活和运动中较易受损伤的关节之一。扭伤后，筋肉受损，络脉随之受伤，气血互阻，血肿形成，气滞血瘀，引起疼痛和功能障碍。艾灸相关穴位可以舒筋活络、活血散瘀、清热镇痛，从而治疗该症。

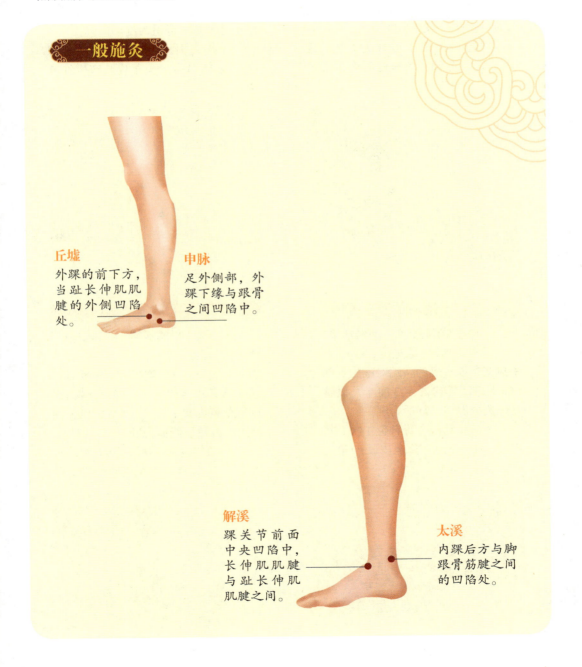

一般施灸

丘墟
外踝的前下方，
当趾长伸肌肌
腱的外侧凹陷
处。

申脉
足外侧部，外
踝下缘与跟骨
之间凹陷中。

解溪
踝关节前面
中央凹陷中，
长伸肌肌腱
与趾长伸肌
肌腱之间。

太溪
内踝后方与脚
跟骨筋腱之间
的凹陷处。

灸 解溪

【功效】舒筋活络，镇惊安神。

【施灸方法】取坐位，施灸时，手执艾条以点燃的一端对准施灸部位，距离皮肤 1.5 ～ 3 厘米，以感到施灸处温热、舒适为度。

【施灸时间】每日灸 1 次，每次 3 ～ 15 分钟，灸至皮肤产生红晕为止。

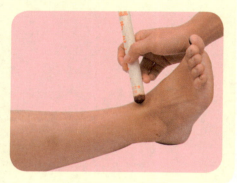

加灸 太溪

【功效】滋阴益肾，壮阳强腰。

【施灸方法】取坐位，施灸时，手执艾条以点燃的一端对准施灸部位，距离皮肤 1.5 ～ 3 厘米，以感到施灸处温热、舒适为度。

【施灸时间】每日灸 1 次，每次 3 ～ 15 分钟，灸至皮肤产生红晕为止。

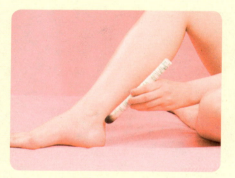

灸 丘墟

【功效】消肿止痛，通经活络。

【施灸方法】取坐位，施灸时，手执艾条以点燃的一端对准施灸部位，距离皮肤 1.5 ～ 3 厘米，以感到施灸处温热、舒适为度。

【施灸时间】每日灸 1 次，每次 3 ～ 15 分钟，灸至皮肤产生红晕为止。

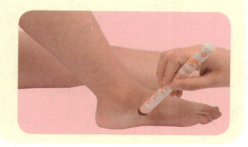

灸 申脉

【功效】舒筋活络，清热安神，利腰膝。

【施灸方法】取坐位，施灸时，手执艾条以点燃的一端对准施灸部位，距离皮肤 1.5 ～ 3 厘米，以感到施灸处温热、舒适为度。

【施灸时间】每日灸 1 次，每次 3 ～ 15 分钟，灸至皮肤产生红晕为止。

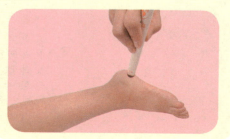

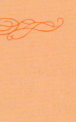

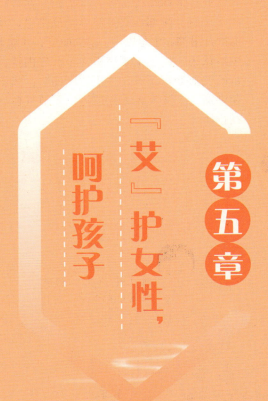

第五章

「艾」护女性，呵护孩子

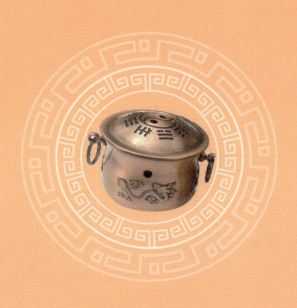

痛　经

痛经也称经行腹痛，是指妇女在行经前后或正值行经期间，小腹及腰部疼痛，甚至剧痛难忍，常伴有面色苍白，头面冷汗淋漓，手足厥冷，泛恶呕吐，并随着月经周期而发作。中医认为，痛经主要病机在于邪气内伏，经血亏虚，导致胞宫的气血运行不畅，"不通则痛"；或胞宫失于濡养，"不荣则痛"。艾灸相关穴位可以调节气血、滋养肝脏，从而调经止痛。

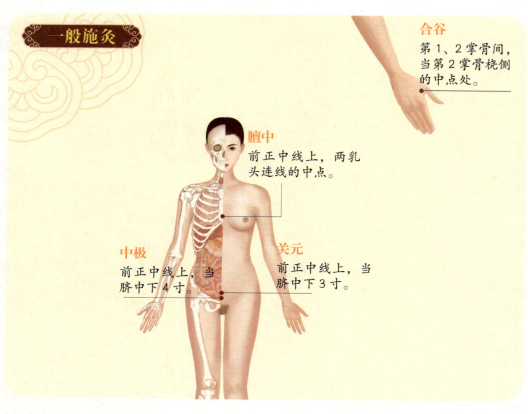

一般施灸

合谷
第 1、2 掌骨间，当第 2 掌骨桡侧的中点处。

膻中
前正中线上，两乳头连线的中点。

中极
前正中线上，当脐中下 4 寸。

关元
前正中线上，当脐中下 3 寸。

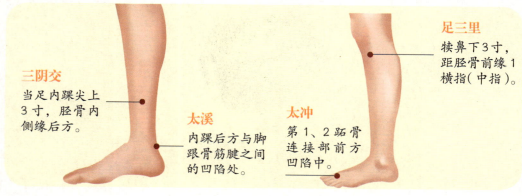

足三里
犊鼻下 3 寸，距胫骨前缘 1 横指（中指）。

三阴交
当足内踝尖上 3 寸，胫骨内侧缘后方。

太溪
内踝后方与脚跟骨筋腱之间的凹陷处。

太冲
第 1、2 跖骨连接部前方凹陷中。

灸 合谷

【功效】镇静安神，通络活血，调气镇痛。

【施灸方法】宜采用温和灸。施灸时，手执艾条以点燃的一端对准施灸部位，距离皮肤1.5～3厘米，以感到施灸处温热、舒适为度。

【施灸时间】每日或隔日灸1次，每次10～20分钟，灸至皮肤产生红晕为止。

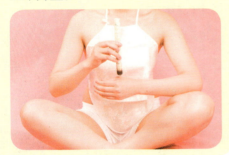

灸 三阴交

【功效】健脾和胃，调补肝肾。

【施灸方法】宜采用温和灸。施灸时，取坐位，手执艾条以点燃的一端对准施灸部位，距离皮肤1.5～3厘米，以感到施灸处温热、舒适为度。

【施灸时间】每日灸1次，每次10分钟左右，灸至皮肤产生红晕为止。

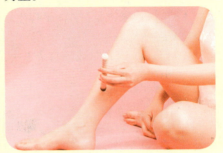

灸 关元

【功效】补肾培元，温阳固脱。

【施灸方法】宜采用回旋灸。施灸时，被施灸者仰卧，施灸者手执艾条以点燃的一端对准施灸部位，距离皮肤1.5～3厘米，左右方向平行往复或反复旋转施灸，以感到施灸处温热、舒适为度。

【施灸时间】每日灸1次，每次30分钟，灸至皮肤产生红晕为止。

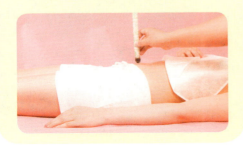

灸 中极

【功效】益肾兴阳，通经止带。

【施灸方法】宜采用回旋灸。施灸时，被施灸者仰卧，施灸者手执艾条以点燃的一端对准施灸部位，距离皮肤1.5～3厘米，左右方向平行往复或反复旋转施灸，以感到施灸处温热、舒适为度。

【施灸时间】每日灸1次，每次30分钟，灸至皮肤产生红晕为止。

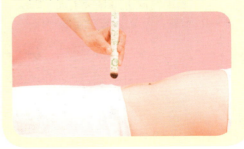

症状 1：经行不畅，经血紫暗，经净疼痛消失。

加灸 膻中

【功效】利上焦，宽胸膈，降气通络。

【施灸方法】宜采用回旋灸。施灸时，被施灸者仰卧，施灸者手执艾条以点燃的一端对准施灸部位，距离皮肤 1.5 ~ 3 厘米，左右方向平行往复或反复旋转施灸。

【施灸时间】每日或隔日灸 1 次，每次 10 分钟左右。

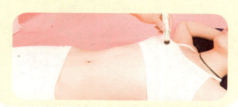

症状 2：经色淡，量薄，疲乏无力，腰部有酸胀感。

加灸 太溪

【功效】滋阴益肾，壮阳强腰。

【施灸方法】采用温和灸。施灸时，手执艾条以点燃的一端对准施灸部位，距离皮肤 1.5 ~ 3 厘米，以感到施灸处温热、舒适为度。

【施灸时间】每日灸 1 次，每次 3 ~ 15 分钟，灸至皮肤产生红晕为止。

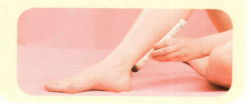

加灸 太冲

【功效】平肝息风，清热利湿，通络止痛。

【施灸方法】施灸时，手执艾条以点燃的一端对准施灸部位，距离皮肤 1.5 ~ 3 厘米，以感到施灸处温热、舒适为度。

【施灸时间】每日灸 1 次，每次 10 分钟。

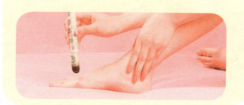

加灸 足三里

【功效】补中益气，调解脾胃。

【施灸方法】采用温和灸。施灸时，手执艾条以点燃的一端对准施灸部位，距离皮肤 1.5 ~ 3 厘米，以感到施灸处温热、舒适为度。

【施灸时间】每日灸 1 次，每次 10 分钟。最好在每晚临睡前施灸。

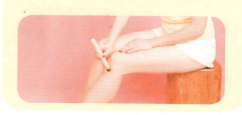

　　月经不调是指月经的周期、颜色、经量、质地等发生异常改变的一种妇科常见疾病。临床表现为月经提前或延后、量或多或少、颜色或鲜红或淡红、经质或清稀或赤稠，并伴有头晕、心跳快、心胸烦闷、容易发怒、睡眠不好、小腹胀满、腰酸腰痛、精神疲倦等症状。中医认为，月经不调的原因是血热、肾气亏虚、气血虚弱等。大多患者都是由体质虚弱、内分泌失调所致。艾灸相关穴位可以调节气血、滋养肝肾，对治疗本病有积极的作用。

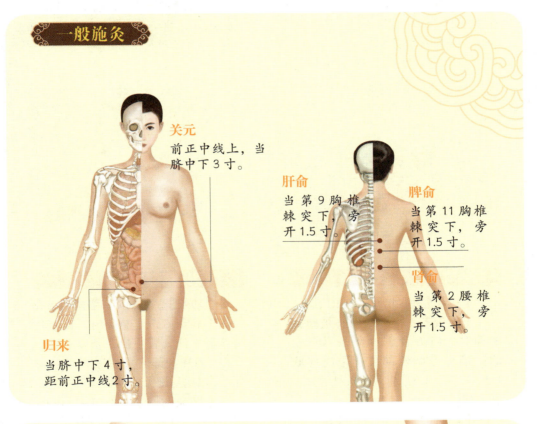

一般施灸

关元
前正中线上，当脐中下3寸。

肝俞
当第9胸椎棘突下，旁开1.5寸。

脾俞
当第11胸椎棘突下，旁开1.5寸。

肾俞
当第2腰椎棘突下，旁开1.5寸。

归来
当脐中下4寸，距前正中线2寸。

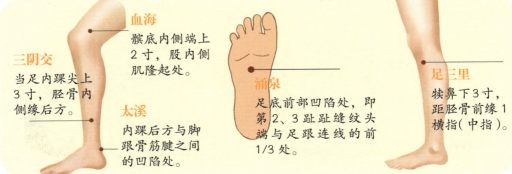

血海
髌底内侧端上2寸，股内侧肌隆起处。

三阴交
当足内踝尖上3寸，胫骨内侧缘后方。

太溪
内踝后方与脚跟骨筋腱之间的凹陷处。

涌泉
足底前部凹陷处，即第2、3趾趾缝纹头端与足跟连线的前1/3处。

足三里
犊鼻下3寸，距胫骨前缘1横指（中指）。

灸 三阴交

【功效】健脾和胃，调补肝肾。

【施灸方法】施灸时取坐位，手执艾条以点燃的一端对准施灸部位，距离皮肤1.5～3厘米，以感到施灸处温热、舒适为度。

【施灸时间】每日灸1次，每次3～15分钟，灸至皮肤产生红晕为止。经期或经期后施灸。

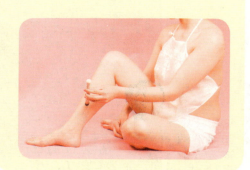

灸 血海

【功效】养血润燥，祛风止痒。

【施灸方法】采用温和灸。施灸时取坐位，手执艾条以点燃的一端对准施灸部位，距离皮肤1.5～3厘米，以感到施灸处温热、舒适为度。

【施灸时间】每日灸1～2次，每次20分钟左右，灸至皮肤产生红晕为止。经期或经期后施灸。

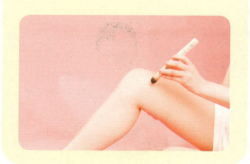

灸 关元

【功效】补肾培元，温阳固脱。

【施灸方法】施灸时，被施灸者仰卧，施灸者手执艾条以点燃的一端对准施灸部位，距离皮肤1.5～3厘米，以感到施灸处温热、舒适为度。

【施灸时间】每日灸1次，每次30分钟。

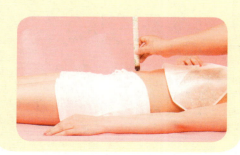

灸 肾俞

【功效】益肾助阳，强腰利水。

【施灸方法】施灸时，被施灸者俯卧，施灸者手执艾条以点燃的一端对准施灸部位，距离皮肤1.5～3厘米，以感到施灸处温热、舒适为度。

【施灸时间】每日或隔日灸1次，每次15分钟。经期或经期后施灸。

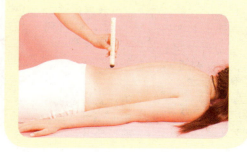

对症施灸

症状1：月经提前。

加灸 涌泉

【功效】滋肾益阴，平肝息风。

【施灸方法】采用温和灸。施灸时取坐位，手执艾条以点燃的一端对准施灸部位，距离皮肤1.5～3厘米，以感到施灸处温热、舒适为度。

【施灸时间】每日灸1次，每次3～15分钟。经期或经期后施灸。

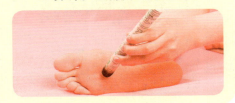

症状2：月经延迟。

加灸 归来

【功效】调和气血，滋阴补肾。

【施灸方法】采用温和灸。施灸时，被施灸者仰卧，施灸者手执艾条以点燃的一端对准施灸部位，距离皮肤1.5～3厘米，以感到施灸处温热、舒适为度。

【施灸时间】每日灸1次，每次3～15分钟。经期或经期后施灸。

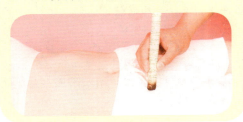

加灸 足三里

【功效】补中益气，调解脾胃。

【施灸方法】采用温和灸。施灸时取坐位，手执艾条以点燃的一端对准施灸部位，距离皮肤1.5～3厘米，以感到施灸处温热、舒适为度。

【施灸时间】每日灸1次，每次3～15分钟。经期或经期后施灸。

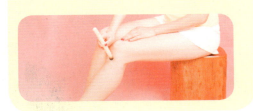

灸 太溪

【功效】滋阴益肾，壮阳强腰。

【施灸方法】宜采用温和灸。施灸时取坐位，手执艾条以点燃的一端对准施灸部位，距离皮肤1.5～3厘米，以感到施灸处温热、舒适为度。

【施灸时间】每日灸1次，每次3～15分钟。经期或经期后施灸。

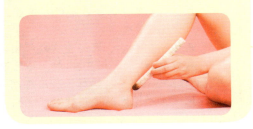

症状3：经无定期。

加灸 肝俞

【功效】疏肝利胆，理气明目。

【施灸方法】采用温和灸。施灸时，被施灸者俯卧，施灸者手执艾条以点燃的一端对准施灸部位，距离皮肤1.5 ~ 3厘米，以感到施灸处温热、舒适为度。

【施灸时间】每日或隔日灸1次，每次15 ~ 30分钟。

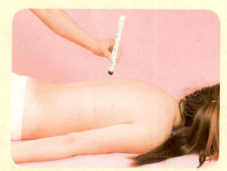

加灸 脾俞

【功效】健脾和胃，利湿升清。

【施灸方法】采用温和灸。施灸时，被施灸者俯卧，施灸者手执艾条以点燃的一端对准施灸部位，距离皮肤1.5 ~ 3厘米，以感到施灸处温热、舒适为度。

【施灸时间】每日或隔日灸1次，每次15 ~ 30分钟。

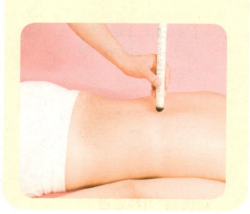

食疗良方
SHI LIAO LIANG FANG

山楂红枣汤

活血化瘀，温经止痛，行气导滞，适用于经寒血瘀型痛经。

山楂50克，生姜15克，红枣15枚。加水煎服。每日1剂，分2次服。

熟地黄炖乌鸡

此汤有补髓养血、滋补肝肾的功效，对女士月经不调有一定的调理作用。

乌鸡1只宰杀洗净，去脏和尾部，猪瘦肉100克洗净，一起与25克熟地黄、3片生姜下炖盅，加冷开水约6碗量，加盖隔水炖2个半小时便可。

补骨脂墨鱼汤

用于阴虚血亏、月经量少或经闭。

补骨脂30克，大枣10克，墨鱼50克，海螵蛸10克，调料适量。做法：将墨鱼泡发，洗净，切丝。将海螵蛸、补骨脂水煎取汁，去渣，纳入墨鱼、大枣，同煮至墨鱼熟后，用食盐、味精、葱、姜等调服。每日1剂。

带下病是指妇女阴道分泌物增多，且连绵不断，色黄、色红，带血，或黏稠如脓，或清稀如水，气味腥臭。患者常伴有心烦、口干、头晕、腰酸痛，小腹有下坠、肿痛感，阴部瘙痒，小便少、颜色黄，全身乏力等症状。中医认为，带下病的病机是湿热侵入胞宫、阴器，累及任脉和带脉，使任脉失固、带脉失约而导致妇女发病。艾灸相关穴位可以达到利湿化浊，补肾止带的目的。

带下病

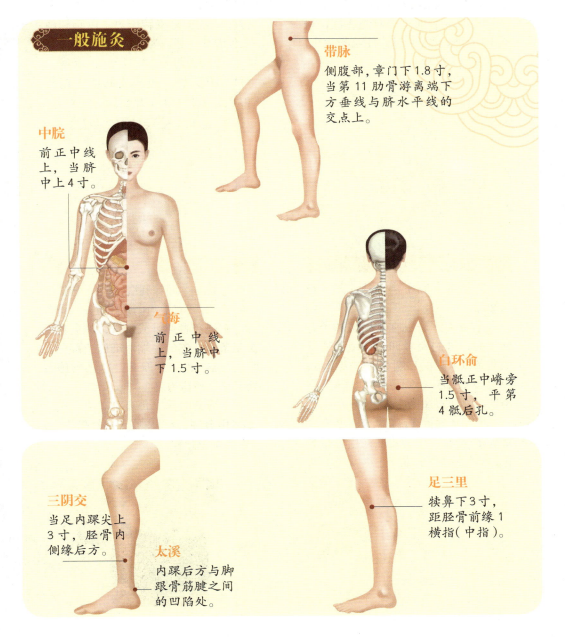

一般施灸

带脉
侧腹部，章门下 1.8 寸，当第 11 肋骨游离端下方垂线与脐水平线的交点上。

中脘
前正中线上，当脐中上 4 寸。

气海
前正中线上，当脐中下 1.5 寸。

白环俞
当骶正中嵴旁 1.5 寸，平第 4 骶后孔。

三阴交
当足内踝尖上 3 寸，胫骨内侧缘后方。

太溪
内踝后方与脚跟骨筋腱之间的凹陷处。

足三里
犊鼻下 3 寸，距胫骨前缘 1 横指（中指）。

灸 三阴交

【功效】健脾和胃，调补肝肾。

【施灸方法】采用温和灸。施灸时取坐位，手执艾条以点燃的一端对准施灸部位，距离皮肤 1.5 ～ 3 厘米，以感到施灸处温热、舒适为度。

【施灸时间】每日灸 1 次，每次 10 分钟，灸至皮肤产生红晕为止，5 次为 1 个疗程。

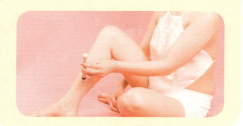

灸 白环俞

【功效】益肾固精，调理经带。

【施灸方法】采用回旋灸。施灸时，被施灸者俯卧，施灸者手执艾条以点燃的一端对准施灸部位，距离皮肤 1.5 ～ 3 厘米，左右方向平行往复或反复旋转施灸，以感到施灸处温热、舒适为度。

【施灸时间】每日灸 1 ～ 2 次，每次 10 分钟，灸至皮肤产生红晕为止，5 次为 1 个疗程。

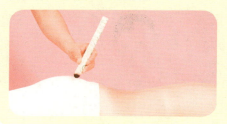

灸 气海

【功效】利下焦，补元气，行气散滞。

【施灸方法】宜采用温和灸。施灸时，被施灸者仰卧，施灸者手执艾条以点燃的一端对准施灸部位，距离皮肤 1.5 ～ 3 厘米，以感到施灸处温热、舒适为度。

【施灸时间】每日灸 1 ～ 2 次，每次 10 分钟，灸至皮肤产生红晕为止，5 次为 1 个疗程。

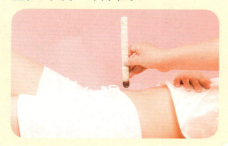

灸 带脉

【功效】健脾利湿，调经止带。

【施灸方法】采用温和灸。施灸时，被施灸者仰卧或站立，施灸者手执艾条以点燃的一端对准施灸部位，距离皮肤 1.5 ～ 3 厘米，以感到施灸处温热、舒适为度。

【施灸时间】每日灸 1 ～ 2 次，每次 10 分钟，灸至皮肤产生红晕为止，5 次为 1 个疗程。

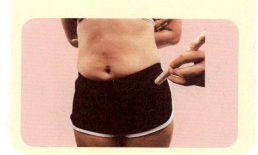

症状1：带下色白、黏稠、无臭味，大便稀薄。

加灸 中脘

【功效】和胃健脾，降逆利水。

【施灸方法】宜采用温和灸。施灸时，被施灸者仰卧，施灸者手执艾条以点燃的一端对准施灸部位，距离皮肤1.5～3厘米，以感到施灸处温热、舒适为度。

【施灸时间】每日灸1次，每次10分钟，5次为1个疗程。

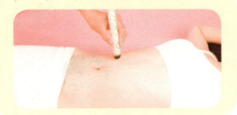

加灸 足三里

【功效】补中益气，调解脾胃。

【施灸方法】采用温和灸。取坐位，手执艾条以点燃的一端对准施灸部位，距离皮肤1.5～3厘米，以感到施灸处温热、舒适为度。

【施灸时间】每日灸1次，每次10分钟，5次为1个疗程。

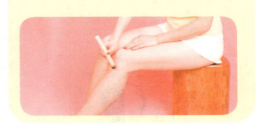

症状2：带下色白，或清冷如水，伴腰脊酸楚，怕冷；或带下量不多，但颜色淡红、黏稠，阴道干涩灼热。

加灸 太溪

【功效】滋阴益肾，壮阳强腰。

【施灸方法】采用温和灸。取坐位，手执艾条以点燃的一端对准施灸部位，距离皮肤1.5～3厘米，以感到施灸处温热、舒适为度。

【施灸时间】每日灸1次，每次10分钟，灸至皮肤产生红晕为止，5次为1个疗程。

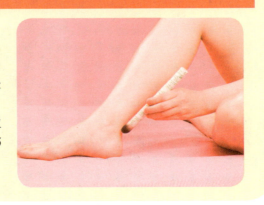

乳腺炎

乳腺炎是指乳腺的急性化脓性感染，是产褥期的常见病，是引起产后发热的原因之一，最常见于哺乳妇女，尤其是初产妇。本病初起乳房肿胀、疼痛，肿块压痛，表面红肿、发热；如继续发展，则症状加重，乳房呈搏动性疼痛。严重者伴有高烧，寒战，乳房肿痛明显，局部皮肤红肿，有硬结、压痛，患侧淋巴结肿大、压痛。中医认为，乳房为肝胃二经所循，多因情志不舒或胃经蕴热，使乳汁瘀滞所致。艾灸相关部位能够疏肝理气、行气通乳，缓解症状。

一般施灸

合谷
第1、2掌骨间，当第2掌骨桡侧的中点处。

外关
当阳池与肘尖的连线上，腕背横纹上2寸，尺骨与桡骨之间。

曲池
肘横纹外侧端，屈肘时当尺泽与肱骨外上髁连线中点。

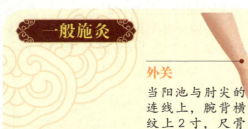

肩井
前直乳中，当大椎与肩峰端连线的中点上。

乳根
乳房根部，第5肋间隙，距前正中线4寸。

足三里
犊鼻下3寸，距胫骨前缘1横指（中指）。

足临泣
第4、5趾间，趾蹼缘后方赤白肉际处。

灸 肩井

【功效】祛风清热，活络消肿。

【施灸方法】采用温和灸。施灸时，被施灸者俯卧，施灸者手执艾条以点燃的一端对准施灸部位，距离皮肤 1.5 ~ 3 厘米，以感到施灸处温热、舒适为度。

【施灸时间】每日灸 1 ~ 2 次，每次 10 ~ 15 分钟。

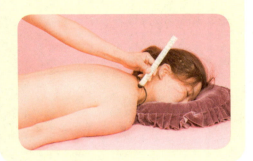

灸 乳根

【功效】燥化脾湿。

【施灸方法】采用温和灸。施灸时，被施灸者仰卧，施灸者手执艾条以点燃的一端对准施灸部位，距离皮肤 1.5 ~ 3 厘米，以感到施灸处温热、舒适为度。

【施灸时间】每日灸 1 ~ 2 次，每次 10 ~ 15 分钟。

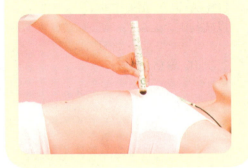

灸 曲池

【功效】解表热，清热毒。

【施灸方法】宜采用温和灸。施灸时，手执艾条以点燃的一端对准施灸部位，距离皮肤 1.5 ~ 3 厘米，以感到施灸处温热、舒适为度。

【施灸时间】每日灸 1 ~ 2 次，每次 10 ~ 15 分钟。

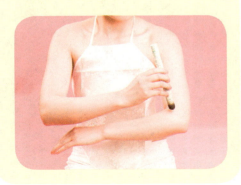

灸 足三里

【功效】补中益气，调解脾胃。

【施灸方法】采用温和灸。施灸时，手执艾条以点燃的一端对准施灸部位，距离皮肤 1.5 ~ 3 厘米，以感到施灸处温热、舒适为度。

【施灸时间】每日灸 1 ~ 2 次，每次 10 ~ 15 分钟。

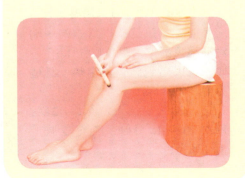

对症施灸

症状1：发高烧，乳房红肿，皮肤发红有灼热感，肿块变软。

加灸 外关

【功效】清热解毒，解痉止痛。

【施灸方法】宜采用温和灸。施灸时，手执艾条以点燃的一端对准施灸部位，距离皮肤1.5～3厘米，以感到施灸处温热、舒适为度。

【施灸时间】每日灸1～2次，每次10～15分钟。

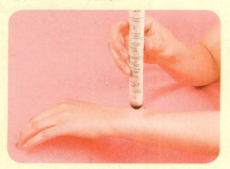

加灸 合谷

【功效】镇静止痛，通经活络，清热解表。

【施灸方法】宜采用温和灸。施灸时，手执艾条以点燃的一端对准施灸部位，距离皮肤1.5～3厘米，以感到施灸处温热、舒适为度。

【施灸时间】每日灸1～2次，每次10～15分钟。

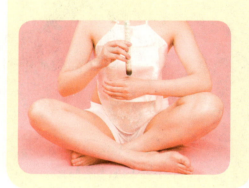

症状2：乳房非常胀痛。

加灸 足临泣

【功效】祛风，泻火。

【施灸方法】宜采用温和灸。施灸时，手执艾条以点燃的一端对准施灸部位，距离皮肤1.5～3厘米，以感到施灸处温热、舒适为度。

【施灸时间】每日灸1～2次，每次10～15分钟，灸至皮肤产生红晕为止。

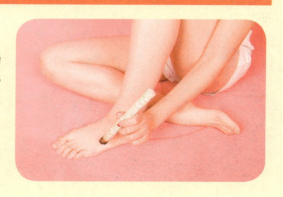

乳腺增生是指乳腺上皮和纤维组织增生，以及乳腺组织导管和乳小叶在结构上的退行性病变、进行性结缔组织的生长，其发病原因主要是内分泌激素失调。主要症状以乳房疼痛及乳房肿块为主，且多与月经周期情志变化、劳累过度等因素有关，或伴乳头痛、乳头溢液等。中医认为，乳腺增生系肝气郁结，与情绪不快、情志抑郁等因素有关。艾灸相应穴位能够疏肝理气、活血祛瘀，从而缓解症状。

乳腺增生

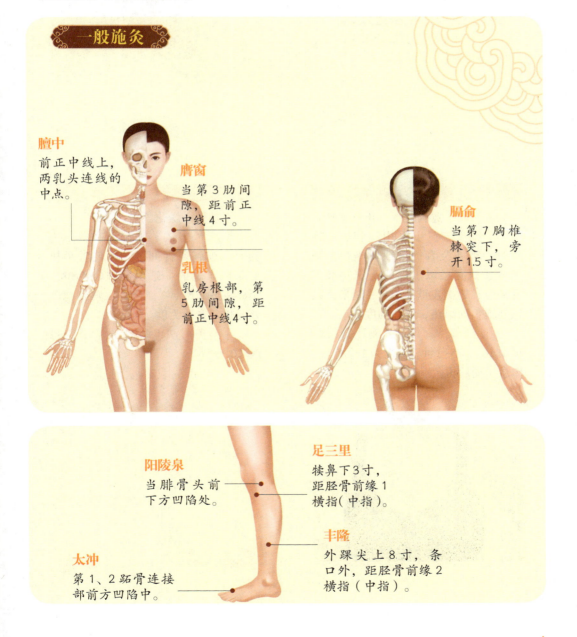

一般施灸

膻中
前正中线上，两乳头连线的中点。

膺窗
当第3肋间隙，距前正中线4寸。

乳根
乳房根部，第5肋间隙，距前正中线4寸。

膈俞
当第7胸椎棘突下，旁开1.5寸。

阳陵泉
当腓骨头前下方凹陷处。

足三里
犊鼻下3寸，距胫骨前缘1横指（中指）。

丰隆
外踝尖上8寸，条口外，距胫骨前缘2横指（中指）。

太冲
第1、2跖骨连接部前方凹陷中。

灸 阳陵泉

【功效】活血经络,疏调经脉。

【施灸方法】施灸时,手执艾条以点燃的一端对准施灸部位,距离皮肤 1.5 ~ 3 厘米,以感到施灸处温热、舒适为度。

【施灸时间】每日灸 1 次,每次 10 分钟。

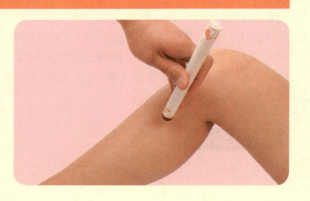

灸 膺窗

【功效】宽胸理气,止咳平喘。

【施灸方法】采用温和灸。施灸时,被施灸者仰卧或取坐位,施灸者手执艾条以点燃的一端对准施灸部位,距离皮肤 1.5 ~ 3 厘米,以感到施灸处温热、舒适为度。

【施灸时间】每日或隔日灸 1 次,每次 10 ~ 15 分钟,10 次为 1 个疗程,休息 1 周后再灸。

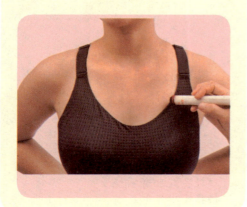

灸 乳根

【功效】燥化脾湿。

【施灸方法】采用温和灸。施灸时,被施灸者仰卧,施灸者手执艾条以点燃的一端对准施灸部位,距离皮肤 1.5 ~ 3 厘米,以感到施灸处温热、舒适为度。

【施灸时间】每日灸 1 次,每次 10 分钟。

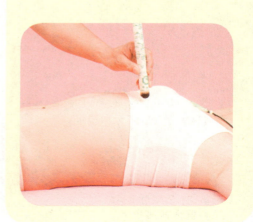

灸 膻中

【功效】利上焦，宽胸膈，降气通络。

【施灸方法】施灸时，被施灸者仰卧，施灸者手执艾条以点燃的一端对准施灸部位，距离皮肤1.5～3厘米，以感到施灸处温热、舒适为度。

【施灸时间】每日灸1次，每次10分钟。

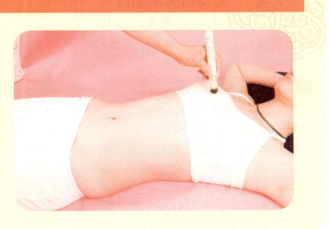

对症施灸

症状1：月经前后或情绪有波动时，乳房内的肿块随之发生变化，或大或小。

加灸 太冲

【功效】平肝息风，清热利湿，通络止痛。

【施灸方法】施灸时，手执艾条以点燃的一端对准施灸部位，距离皮肤1.5～3厘米，以感到施灸处温热、舒适为度。

【施灸时间】每日灸1次，每次20分钟，灸至皮肤产生红晕为止。

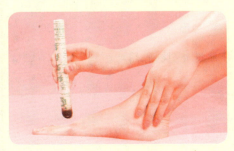

加灸 膈俞

【功效】理气宽胸，和血止痒。

【施灸方法】施灸时，被施灸者俯卧，施灸者手执艾条以点燃的一端对准施灸部位，距离皮肤1.5～3厘米，以感到施灸处温热、舒适为度。

【施灸时间】每日灸1次，每次10～20分钟。

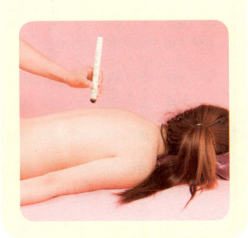

症状2：乳房内肿块如同一个鸡蛋，摸上去坚实光滑，没有明显肿胀感，伴头晕，胸闷，痰多。

加灸 丰隆

【功效】健脾化痰，和胃降逆。

【施灸方法】取坐位，手执艾条以点燃的一端对准施灸部位，距离皮肤 1.5 ~ 3 厘米，以感到施灸处温热、舒适为度。

【施灸时间】每日灸 1 次，每次 10 分钟，灸至皮肤产生红晕为止。

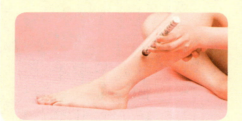

加灸 足三里

【功效】补中益气，调解脾胃。

【施灸方法】采用温和灸。取坐位，手执艾条以点燃的一端对准施灸部位，距离皮肤 1.5 ~ 3 厘米，以感到施灸处温热、舒适为度。

【施灸时间】隔日灸 1 次，每次 3 ~ 15 分钟，灸至皮肤产生红晕为止。

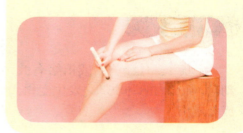

食疗良方
SHI LIAO LIANG FANG

方一：消癖汤

组成：当归 10 克，香附 10 克，女贞子 10 克，淫羊藿 15 克，白芍 10 克，郁金 10 克，菟丝子 15 克，鸡血藤 30 克，柴胡 10 克，首乌藤 30 克，旱莲草 10 克。

用法：水煎，每日 1 剂，分早晚服。

功效：舒肝安神，健脾补肾，养血调经。适用于乳腺增生。证见乳腺肿大，月经不调，心神不宁，易怒。

方二：艾煮鸡蛋

组成：艾叶 150 克，鸡蛋 2 个。

制法：共煮。

用法：弃汤食蛋。

功效：疏肝理气，化痰软坚。适用于肝郁痰凝型乳腺增生。

方三：青皮二花茶

组成：菊花、玫瑰花各 10 克，青皮 6 克。

制法：上药开水冲泡。

用法：代茶饮。

功效：清热散结。适用于乳腺增生。

子宫脱垂又名子宫脱出、阴脱，是指子宫从正常位置沿阴道下降，宫颈外口达坐骨棘水平以下，甚至子宫全部脱出于阴道口以外。中医认为，该病多由气虚下陷，带脉失约，冲任虚损，或多产、难产、产时用力过度，产后过早参加重体力劳动等，损伤胞络及肾气，而使子宫失于维系所致。艾灸相关穴位能够达到益气提升，补肾固脱的目的，从而治疗此病。

子宫脱垂

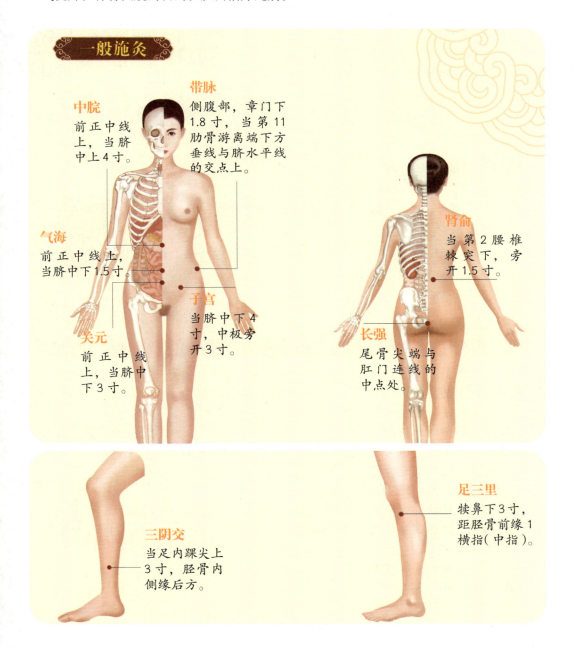

一般施灸

中脘
前正中线上，当脐中上4寸。

带脉
侧腹部，章门下1.8寸，当第11肋骨游离端下方垂线与脐水平线的交点上。

气海
前正中线上，当脐中下1.5寸。

子宫
当脐中下4寸，中极旁开3寸。

关元
前正中线上，当脐中下3寸。

肾俞
当第2腰椎棘突下，旁开1.5寸。

长强
尾骨尖端与肛门连线的中点处。

三阴交
当足内踝尖上3寸，胫骨内侧缘后方。

足三里
犊鼻下3寸，距胫骨前缘1横指（中指）。

灸 子宫

【功效】理气调经，升提下陷。

【施灸方法】宜采用温和灸。施灸时，被施灸者仰卧，施灸者手执艾条以点燃的一端对准施灸部位，距离皮肤 1.5 ～ 3 厘米，以感到施灸处温热、舒适为度。

【施灸时间】每日灸 1 次，每次 20 ～ 30 分钟。

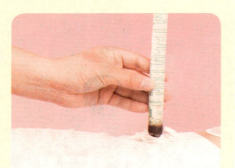

灸 足三里

【功效】补中益气，调解脾胃。

【施灸方法】采用温和灸。取坐位，手执艾条以点燃的一端对准施灸部位，距离皮肤 1.5 ～ 3 厘米，以感到施灸处温热、舒适为度。

【施灸时间】每日灸 1 次，每次 20 ～ 30 分钟，灸至皮肤产生红晕为止。

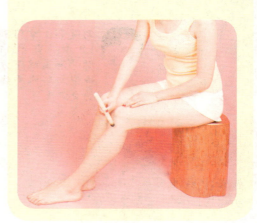

灸 气海

【功效】利下焦，补元气，行气散滞。

【施灸方法】宜采用回旋灸。施灸时，被施灸者仰卧，施灸者手执艾条以点燃的一端对准施灸部位，距离皮肤 1.5 ～ 3 厘米，左右方向平行往复或反复旋转施灸，以感到施灸处温热、舒适为度。

【施灸时间】每日灸 1 次，每次 20 ～ 30 分钟。

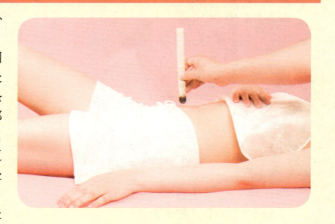

灸 三阴交

【功效】健脾和胃，调补肝肾。

【施灸方法】宜采用温和灸。取坐位，手执艾条以点燃的一端对准施灸部位，距离皮肤 1.5 ~ 3 厘米，以感到施灸处温热、舒适为度。

【施灸时间】每日灸 1 次，每次 20 ~ 30 分钟。

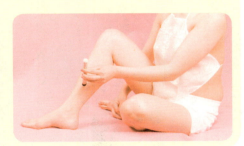

灸 关元

【功效】补肾培元，温阳固脱。

【施灸方法】施灸时，被施灸者仰卧，施灸者手执艾条以点燃的一端对准施灸部位，距离皮肤 1.5 ~ 3 厘米，左右方向平行往复或反复旋转施灸，以感到施灸处温热、舒适为度。

【施灸时间】每日灸 1 ~ 2 次，每次 10 ~ 15 分钟。

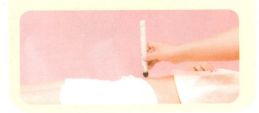

对症施灸

症状 1：子宫脱出阴道口，劳动时加剧；小腹有下坠感，小便频繁，带下量多，色白。

加灸 带脉

【功效】健脾利湿，调经止带。

【施灸方法】施灸时，被施灸者仰卧或站立，施灸者手执艾条以点燃的一端对准施灸部位，距离皮肤 1.5 ~ 3 厘米，以感到施灸处温热、舒适为度。

【施灸时间】每日灸 1 次，每次 10 ~ 15 分钟。

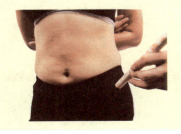

加灸 中脘

【功效】和胃健脾，降逆利水。

【施灸方法】施灸时，被施灸者仰卧，施灸者手执艾条以点燃的一端对准施灸部位，距离皮肤 1.5 ~ 3 厘米，以感到施灸处温热、舒适为度。

【施灸时间】每日灸 1 次，每次 10 ~ 15 分钟。

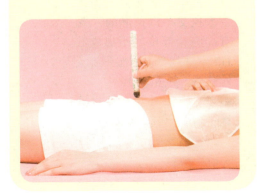

症状 2： 子宫下垂，腰酸腿软，小腹下坠，小便次数频繁，头晕耳鸣。

加灸 肾俞

【功效】益肾助阳，强腰利水。

【施灸方法】施灸时，被施灸者俯卧，施灸者手执艾条以点燃的一端对准施灸部位，距离皮肤 1.5 ~ 3 厘米，左右方向平行往复或反复旋转施灸，以感到施灸处温热、舒适为度。

【施灸时间】每日灸 1 次，每次 10 ~ 20 分钟。

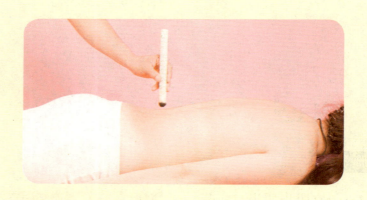

加灸 长强

【功效】解痉止痛，调畅通补。

【施灸方法】施灸时，被施灸者俯卧，施灸者手执艾条以点燃的一端对准施灸部位，距离皮肤 1.5 ~ 3 厘米，以感到施灸处温热、舒适为度。

【施灸时间】每日灸 1 ~ 3 次，每次 30 分钟。

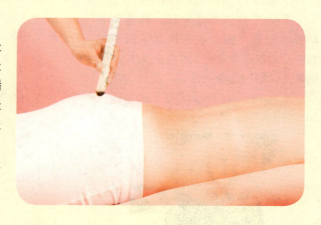

宫颈炎是育龄妇女的常见病，有急性和慢性两种。主要表现为白带增多，呈黏液或脓性黏液，有时可伴有血丝或夹有血丝。造成此病的原因是多种多样的，有的是性生活过频或习惯性流产所致；或分娩及人工流产术等损伤宫颈，导致细菌侵袭而形成炎症；或由于化脓菌直接感染，高浓度的酸性或碱性溶液冲洗阴道，阴道内放置或遗留异物感染等所致。艾灸相关穴位能够调理机体内的阴阳平衡，使气血畅通，从而达到治疗此病的目的。

宫颈炎

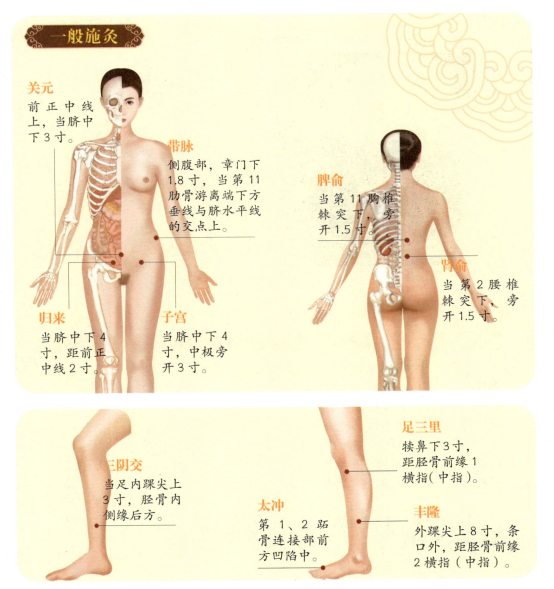

一般施灸

关元
前正中线上，当脐中下3寸。

带脉
侧腹部，章门下1.8寸，当第11肋骨游离端下方垂线与脐水平线的交点上。

脾俞
当第11胸椎棘突下，旁开1.5寸。

肾俞
当第2腰椎棘突下，旁开1.5寸。

归来
当脐中下4寸，距前正中线2寸。

子宫
当脐中下4寸，中极旁开3寸。

三阴交
当足内踝尖上3寸，胫骨内侧缘后方。

太冲
第1、2跖骨连接部前方凹陷中。

足三里
犊鼻下3寸，距胫骨前缘1横指（中指）。

丰隆
外踝尖上8寸，条口外，距胫骨前缘2横指（中指）。

灸 带脉

【功效】健脾利湿，调经止带。

【施灸方法】采用温和灸。施灸时，被施灸者仰卧或站立，施灸者手执艾条以点燃的一端对准施灸部位，距离皮肤 1.5 ~ 3 厘米，以感到施灸处温热、舒适为度。

【施灸时间】每日灸 1 次，每次 10 ~ 15 分钟。

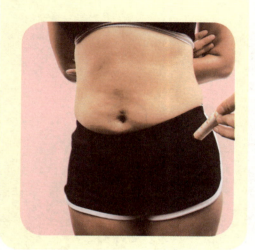

灸 三阴交

【功效】健脾和胃，调补肝肾。

【施灸方法】宜采用温和灸。取坐位，手执艾条以点燃的一端对准施灸部位，距离皮肤 1.5 ~ 3 厘米，以感到施灸处温热、舒适为度。

【施灸时间】每日灸 1 次，每次 5 ~ 15 分钟。

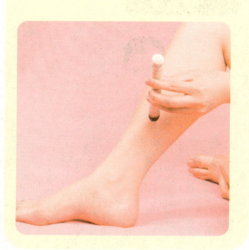

灸 归来

【功效】调和气血，滋阴补肾。

【施灸方法】采用温和灸。施灸时，被施灸者仰卧，施灸者手执艾条以点燃的一端对准施灸部位，距离皮肤 1.5 ~ 3 厘米，以感到施灸处温热、舒适为度。

【施灸时间】每日灸 1 次，每次 5 ~ 15 分钟。

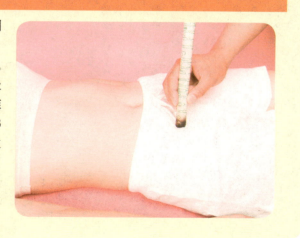

灸 足三里

【功效】补中益气，调解脾胃。

【施灸方法】采用温和灸。取坐位，手执艾条以点燃的一端对准施灸部位，距离皮肤 1.5 ~ 3 厘米，以感到施灸处温热、舒适为度。

【施灸时间】每日灸 1 次，每次 5 ~ 15 分钟。

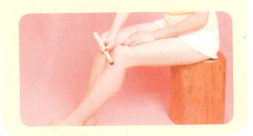

灸 子宫

【功效】理气调经，升提下陷。

【施灸方法】宜采用温和灸。施灸时，被施灸者仰卧，施灸者手执艾条以点燃的一端对准施灸部位，距离皮肤 1.5 ~ 3 厘米，以感到施灸处温热、舒适为度。

【施灸时间】每日灸 1 次，每次 5 ~ 15 分钟。

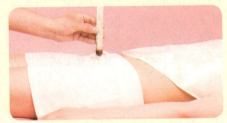

对症施灸

症状 1：尿急且频，小便赤黄，身体沉重有疲乏感，舌苔发黄。

加灸 太冲

【功效】平肝息风，清热利湿，通络止痛。

【施灸方法】采用温和灸。取坐位，手执艾条以点燃的一端对准施灸部位，距离皮肤 1.5 ~ 3 厘米。

【施灸时间】每日灸 1 次，每次 10 ~ 15 分钟。

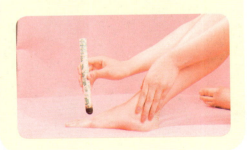

加灸 丰隆

【功效】健脾化痰，和胃降逆。

【施灸方法】采用温和灸。取坐位，手执艾条以点燃的一端对准施灸部位，距离皮肤 1.5 ~ 3 厘米。

【施灸时间】每日灸 1 次，每次 15 分钟，灸至皮肤产生红晕为止。

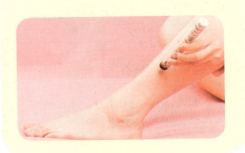

症状2：腰膝酸软酸痛，头昏目眩，耳鸣，失眠多梦，健忘，经量减少，形体消瘦。

加灸 肾俞

【功效】益肾助阳，强腰利水。

【施灸方法】采用温和灸。施灸时，被施灸者俯卧，施灸者手执艾条以点燃的一端对准施灸部位，距离皮肤 1.5 ~ 3 厘米，以感到施灸处温热、舒适为度。

【施灸时间】每日灸 1 次，每次 10 ~ 20 分钟。

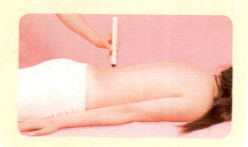

加灸 关元

【功效】补肾培元，温阳固脱。

【施灸方法】采用回旋灸。施灸时，被施灸者仰卧，施灸者手执艾条以点燃的一端对准施灸部位，距离皮肤 1.5 ~ 3 厘米，左右方向平行往复或反复旋转施灸，以感到施灸处温热、舒适为度。

【施灸时间】每日灸 1 次，每次 10 ~ 20 分钟。

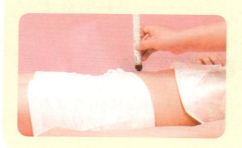

加灸 脾俞

【功效】健脾和胃，利湿升清。

【施灸方法】采用温和灸。施灸时，被施灸者俯卧，施灸者手执艾条以点燃的一端对准施灸部位，距离皮肤 1.5 ~ 3 厘米，以感到施灸处温热、舒适为度。

【施灸时间】每日灸 1 次，每次 10 ~ 20 分钟，灸至皮肤产生红晕为止。

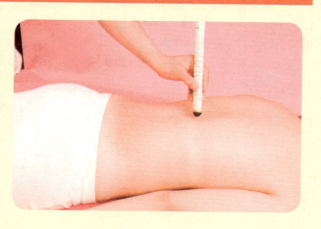

卵巢肿瘤初期没有明显症状，但通常有下腹不适感，表现为下腹或髂窝部充血肿胀、有下坠感。按腹部而发现腹内有肿物，感觉腹痛，月经出现紊乱，囊肿发生扭转，则有严重腹痛腹胀、呼吸困难、食欲降低、恶心及发热等症状。中医认为，卵巢囊肿的发病与七情所伤密切相关，如经期或产后外感风寒，或内伤生冷，或郁怒伤肝造成正气内损、脏腑失和，日久而成症瘕。若确诊为良性肿瘤，艾灸相关穴位能够调和体质、强壮身体、调经利水，从而达到治疗本病的目的。

卵 巢
肿 瘤

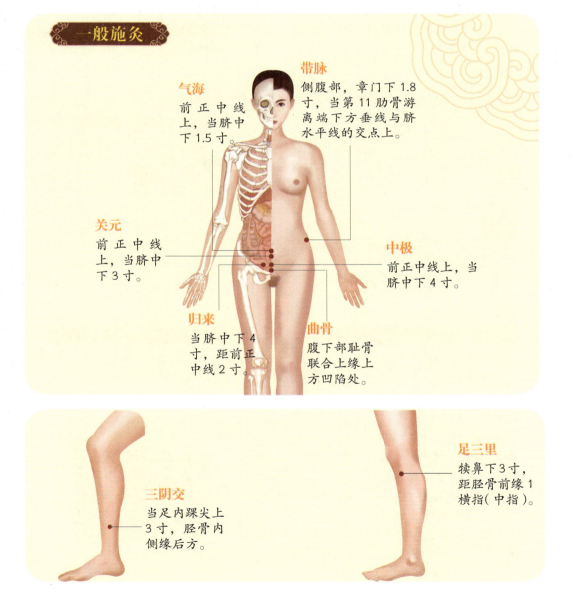

一般施灸

气海
前正中线上，当脐中下 1.5 寸。

带脉
侧腹部，章门下 1.8 寸，当第 11 肋骨游离端下方垂线与脐水平线的交点上。

关元
前正中线上，当脐中下 3 寸。

中极
前正中线上，当脐中下 4 寸。

归来
当脐中下 4 寸，距前正中线 2 寸。

曲骨
腹下部耻骨联合上缘上方凹陷处。

三阴交
当足内踝尖上 3 寸，胫骨内侧缘后方。

足三里
犊鼻下 3 寸，距胫骨前缘 1 横指(中指)。

灸 气海

【功效】利下焦，补元气，行气散滞。

【施灸方法】宜采用温和灸。施灸时，被施灸者仰卧，施灸者手执艾条以点燃的一端对准施灸部位，距离皮肤1.5～3厘米，以感到施灸处温热、舒适为度。

【施灸时间】每日灸1次，每次5～15分钟。

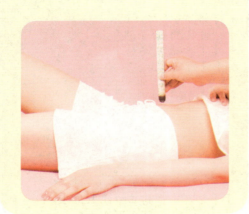

灸 关元

【功效】补肾培元，温阳固脱。

【施灸方法】宜采用回旋灸。施灸时，被施灸者仰卧，施灸者手执艾条以点燃的一端对准施灸部位，距离皮肤1.5～3厘米，左右方向平行往复或反复旋转施灸，以感到施灸处温热、舒适为度。

【施灸时间】每日灸1次，每次5～15分钟。

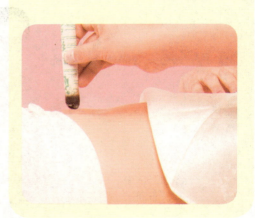

灸 足三里

【功效】补中益气，调解脾胃。

【施灸方法】采用温和灸。取坐位，手执艾条以点燃的一端对准施灸部位，距离皮肤1.5～3厘米，以感到施灸处温热、舒适为度。

【施灸时间】每日灸1次，每次5～15分钟。

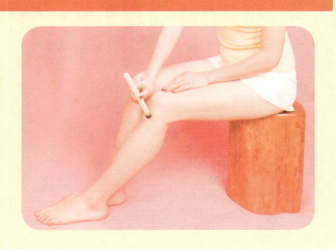

灸 带脉

【功效】健脾利湿，调经止带。

【施灸方法】宜采用温和灸。施灸时，被施灸者俯卧，施灸者手执艾条以点燃的一端对准施灸部位，距离皮肤1.5～3厘米，以感到施灸处温热、舒适为度。

【施灸时间】每日灸1次，每次5～15分钟。

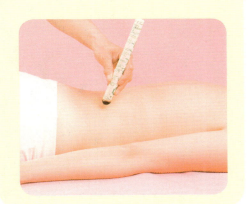

灸 曲骨

【功效】温补肾阳，调经止带。

【施灸方法】宜采用温和灸。施灸时，被施灸者仰卧，施灸者手执艾条以点燃的一端对准施灸部位，距离皮肤1.5～3厘米，以感到施灸处温热、舒适为度。

【施灸时间】每日灸1次，每次5～15分钟。

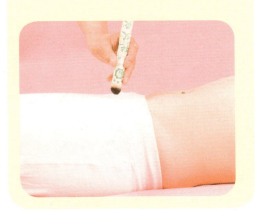

灸 三阴交

【功效】健脾和胃，调补肝肾。

【施灸方法】宜采用温和灸。施灸时，取坐位，手执艾条以点燃的一端对准施灸部位，距离皮肤1.5～3厘米，以感到施灸处温热、舒适为度。

【施灸时间】每日灸1次，每次5～15分钟。

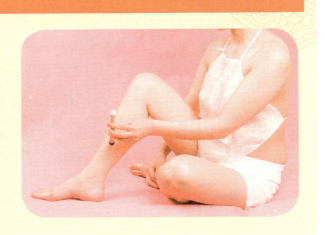

灸中极

【功效】益肾兴阳，通经止带。

【施灸方法】宜采用回旋灸。施灸时，被施灸者仰卧，施灸者手执艾条以点燃的一端对准施灸部位，距离皮肤 1.5 ~ 3 厘米，左右方向平行往复或反复旋转施灸，以感到施灸处温热、舒适为度。

【施灸时间】每日灸 1 次，每次 5 ~ 15 分钟。

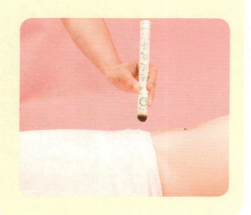

灸归来

【功效】调和气血，滋阴补肾。

【施灸方法】采用温和灸。施灸时，被施灸者仰卧，施灸者手执艾条以点燃的一端对准施灸部位，距离皮肤 1.5 ~ 3 厘米，以感到施灸处温热、舒适为度。

【施灸时间】每日灸 1 次，每次 5 ~ 15 分钟。

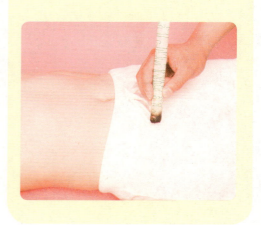

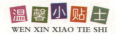

温馨小贴士
WEN XIN XIAO TIE SHI

月经期和产后女性要加强营养，提高抗病能力，经期严禁房事，保持外阴及阴道的清洁；保持心情舒畅稳定、精神愉快，尽量减轻生活中的各种竞争压力，切忌忧思烦怒，学会自我调节；注意保暖，避免受寒、冒雨涉水或冷水淋洗等；劳逸适度，避免从事过重的体力劳动；饮食营养，宜清淡，易消化，忌食生冷刺激性食物；保持机体气血通畅，身心健康。

盆腔炎

盆腔炎是指女性盆腔生殖器官及其周围结缔组织、盆腔腹膜的炎症。急性盆腔炎表现为下腹疼痛、发烧、寒战、头痛、食欲不振、体温高、心率快，下腹部有肌紧张、压痛及反跳痛，或一侧附件增厚。慢性盆腔炎全身症状多不明显，可有低热、易感疲乏，伴下腹坠痛、腰痛等，子宫常呈后位，活动受限，或粘连固定，常在劳累、性交、月经前后加剧。中医认为，盆腔炎伤于风、寒、湿之邪，或饮食七情之变，致脾肾功能失调，气机阻滞，瘀血、痰饮、湿浊之邪相续而生，积聚胞宫而发病。艾灸相关穴位能够清热利湿、活血化瘀、培补元气，从而达到治疗此病的目的。

一般施灸

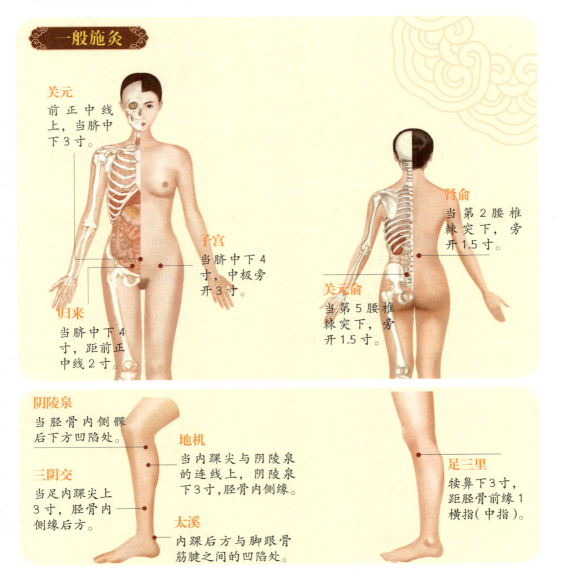

关元
前正中线上，当脐中下3寸。

子宫
当脐中下4寸，中极旁开3寸。

归来
当脐中下4寸，距前正中线2寸。

肾俞
当第2腰椎棘突下，旁开1.5寸。

关元俞
当第5腰椎棘突下，旁开1.5寸。

阴陵泉
当胫骨内侧髁后下方凹陷处。

三阴交
当足内踝尖上3寸，胫骨内侧缘后方。

地机
当内踝尖与阴陵泉的连线上，阴陵泉下3寸，胫骨内侧缘。

太溪
内踝后方与脚跟骨筋腱之间的凹陷处。

足三里
犊鼻下3寸，距胫骨前缘1横指（中指）。

灸 足三里

【功效】补中益气，调解脾胃。

【施灸方法】采用回旋灸。取坐位，手执艾条以点燃的一端对准施灸部位，距离皮肤1.5～3厘米，以感到施灸处温热、舒适为度。

【施灸时间】每日灸1次，每次5～15分钟。

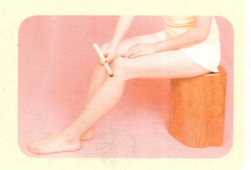

灸 子宫

【功效】理气调经，升提下陷。

【施灸方法】宜采用温和灸。施灸时，被施灸者仰卧，施灸者手执艾条以点燃的一端对准施灸部位，距离皮肤1.5～3厘米，以感到施灸处温热、舒适为度。

【施灸时间】每日灸1次，每次5～15分钟。

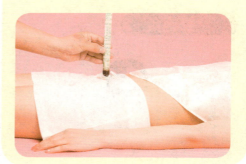

灸 三阴交

【功效】健脾和胃，调补肝肾。

【施灸方法】宜采用温和灸。取坐位，手执艾条以点燃的一端对准施灸部位，距离皮肤1.5～3厘米，以感到施灸处温热、舒适为度。

【施灸时间】每日灸1次，每次5～15分钟。

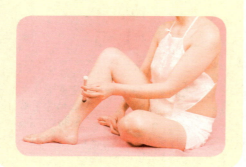

灸 归来

【功效】调和气血，滋阴补肾。

【施灸方法】采用温和灸。施灸时，被施灸者仰卧，施灸者手执艾条以点燃的一端对准施灸部位，距离皮肤1.5～3厘米，以感到施灸处温热、舒适为度。

【施灸时间】每日灸1次，每次5～15分钟。

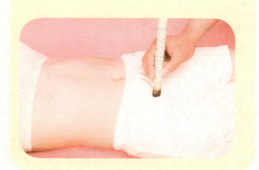

灸 关元

【功效】补肾培元，温阳固脱。

【施灸方法】宜采用回旋灸。施灸时，被施灸者仰卧，施灸者手执艾条以点燃的一端对准施灸部位，距离皮肤1.5～3厘米，左右方向平行往复或反复旋转施灸，以感到施灸处温热、舒适为度。

【施灸时间】每日灸1次，每次5～15分钟。

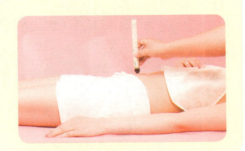

灸 肾俞

【功效】益肾助阳，强腰利水。

【施灸方法】采用温和灸。施灸时，被施灸者俯卧，施灸者手执艾条以点燃的一端对准施灸部位，距离皮肤1.5～3厘米，以感到施灸处温热、舒适为度。

【施灸时间】每日灸1次，每次5～15分钟。

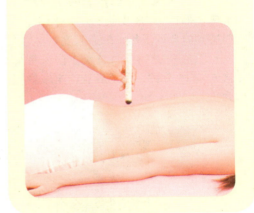

灸 关元俞

【功效】培补元气，调理下焦。

【施灸方法】采用温和灸。施灸时，被施灸者俯卧，施灸者手执艾条以点燃的一端对准施灸部位，距离皮肤1.5～3厘米，以感到施灸处温热、舒适为度。

【施灸时间】每日灸1次，每次5～15分钟。

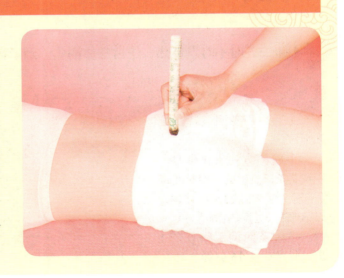

症状1：低热不退，带下黏腻且有臭味。

加灸 阴陵泉

【功效】清利湿热，健脾理气。

【施灸方法】宜采用温和灸。施灸时，手执艾条以点燃的一端对准施灸部位，距离皮肤1.5～3厘米，以感到施灸处温热、舒适为度。

【施灸时间】每日灸1次，每次5～15分钟，灸至皮肤产生红晕为止。

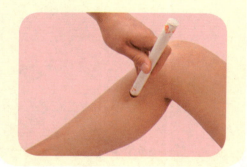

症状2：小腹有冷感或下坠感，发胀，遇热舒服，带下多且清，怕冷。

加灸 地机

【功效】调气血，疏通经络。

【施灸方法】采用温和灸。施灸时，手执艾条以点燃的一端对准施灸部位，距离皮肤1.5～3厘米，以感到施灸处温热、舒适为度。

【施灸时间】每日灸1次，每次5～15分钟。

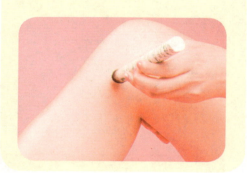

症状3：时不时发低热，午后身体潮热，到了夜间则盗汗。

加灸 太溪

【功效】滋阴益肾，壮阳强腰。

【施灸方法】施灸时，手执艾条以点燃的一端对准施灸部位，距离皮肤15～3厘米，以感到施灸处温热、舒适为度。

【施灸时间】每日灸1次，每次3～15分钟。

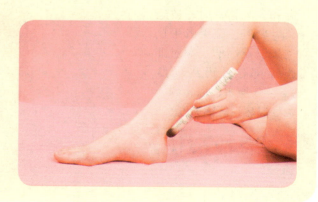

外阴白斑又名女阴白斑，指出现在妇女阴部皮肤上的局限性或弥漫性白色斑块，可向两下肢内侧、会阴及肛门蔓延，但很少侵犯尿道口及前庭。症见阴部瘙痒，皮肤干燥，肥厚变白，甚至萎缩破溃，有疼痛及烧灼感。中医认为，此病多因肝经湿热下注浸渍外阴，或血虚肝旺、肝肾阴虚、肾阳虚衰等精血不能润养外阴所致。艾灸相关穴位能够疏肝理气、清热泻火、养血止痒，从而治疗此病。

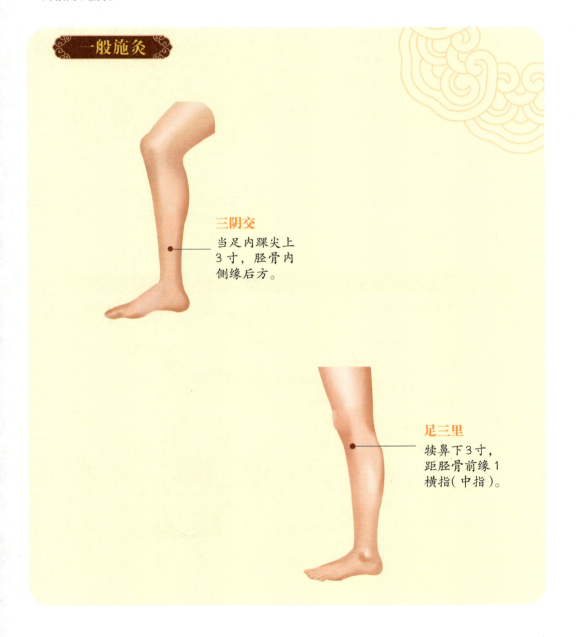

一般施灸

三阴交
当足内踝尖上3寸，胫骨内侧缘后方。

足三里
犊鼻下3寸，距胫骨前缘1横指（中指）。

灸 足三里

【功效】补中益气，调解脾胃。

【施灸方法】采用温和灸。取坐位，手执艾条以点燃的一端对准施灸部位，距离皮肤1.5～3厘米，以感到施灸处温热、舒适为度。

【施灸时间】每日或隔日灸1次，每次10～15分钟，灸至皮肤产生红晕为止。

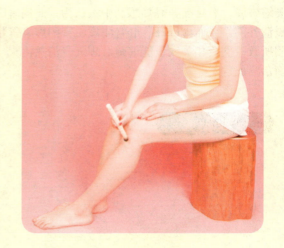

灸 三阴交

【功效】健脾和胃，调补肝肾。

【施灸方法】采用温和灸。取坐位，手执艾条以点燃的一端对准施灸部位，距离皮肤1.5～3厘米，以感到施灸处温热、舒适为度。

【施灸时间】每日灸1次，每次3～15分钟，灸至皮肤产生红晕为止。

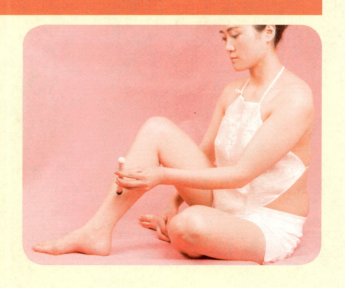

外阴瘙痒是妇科疾病中很常见的一种症状，多发生于阴蒂、小阴唇，也可波及大阴唇、会阴和肛周。长期搔抓可出现抓痕、血痂或继发毛囊炎。中医认为，该病多为脾虚湿盛，郁久化热，湿热蕴结，注于下焦；或忧思郁怒，肝郁生热，挟湿下注；或外阴不洁，久坐湿地，病虫乘虚侵袭；或年老体弱，肝肾阴虚，精血亏耗，血虚生风化燥，而致外阴干涩作痒。艾灸相关穴位可以达到清热祛湿、杀虫止痒、健脾利湿的目的，从而治疗此病。

外阴瘙痒

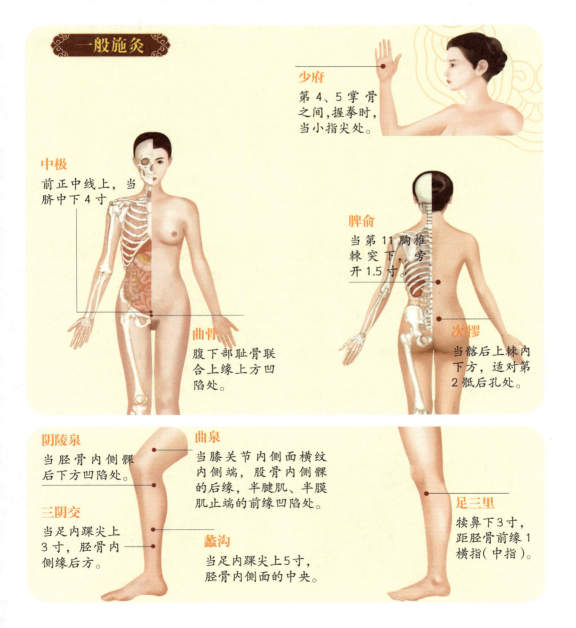

一般施灸

少府
第4、5掌骨之间，握拳时，当小指尖处。

中极
前正中线上，当脐中下4寸。

脾俞
当第11胸椎棘突下，旁开1.5寸。

曲骨
腹下部耻骨联合上缘上方凹陷处。

次髎
当髂后上棘内下方，适对第2骶后孔处。

阴陵泉
当胫骨内侧髁后下方凹陷处。

曲泉
当膝关节内侧面横纹内侧端，股骨内侧髁的后缘，半腱肌、半膜肌止端的前缘凹陷处。

三阴交
当足内踝尖上3寸，胫骨内侧缘后方。

蠡沟
当足内踝尖上5寸，胫骨内侧面的中央。

足三里
犊鼻下3寸，距胫骨前缘1横指（中指）。

灸 蠡沟

【功效】疏肝理气，调经止带。

【施灸方法】宜采用温和灸。施灸时，取坐位，手执艾条以点燃的一端对准施灸部位，距离皮肤1.5～3厘米，以感到施灸处温热、舒适为度。

【施灸时间】每日灸1次，每次3～15分钟，灸至皮肤产生红晕为止，10次为1个疗程。

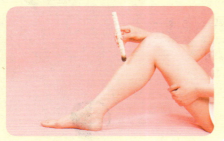

灸 阴陵泉

【功效】清利湿热，健脾理气。

【施灸方法】宜采用温和灸。施灸时，取坐位，手执艾条以点燃的一端对准施灸部位，距离皮肤1.5～3厘米，以感到施灸处温热、舒适为度。

【施灸时间】每日灸1次，每次3～15分钟，灸至皮肤产生红晕为止，10次为1个疗程。

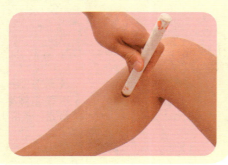

灸 中极

【功效】益肾兴阳，通经止带。

【施灸方法】采用温和灸。施灸时，取坐位，手执艾条以点燃的一端对准施灸部位，距离皮肤1.5～3厘米，以感到施灸处温热、舒适为度。

【施灸时间】每日灸1次，每次3～15分钟，灸至皮肤产生红晕为止，10次为1个疗程。

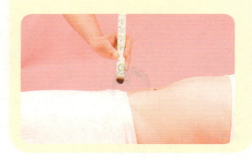

灸 三阴交

【功效】健脾和胃，调补肝肾。

【施灸方法】采用温和灸。施灸时，取坐位，手执艾条以点燃的一端对准施灸部位，距离皮肤1.5～3厘米，以感到施灸处温热、舒适为度。

【施灸时间】每日灸1次，每次3～15分钟，灸至皮肤产生红晕为止，10次为1个疗程。

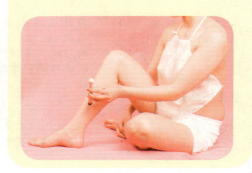

症状1：阴部瘙痒，甚至外阴红肿，带下量多且呈红色，口干口苦，心烦易怒。

加灸 曲泉

【功效】除湿止痒。

【施灸方法】施灸时，取坐位，手执艾条以点燃的一端对准施灸部位，距离皮肤1.5～3厘米，以感到施灸处温热、舒适为度。

【施灸时间】每日灸1次，每次15～20分钟，灸至皮肤产生红晕为止，10次为1个疗程。

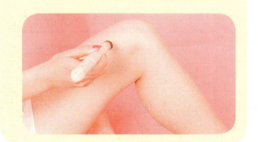

症状2：胸闷，消化不良，食欲不振。

加灸 脾俞

【功效】健脾和胃，利湿升清。

【施灸方法】施灸时，被施灸者俯卧，施灸者手执艾条以点燃的一端对准施灸部位，距离皮肤1.5～3厘米，以感到施灸处温热、舒适为度。

【施灸时间】每日灸1次，每次15～20分钟，灸至皮肤产生红晕为止，10次为1个疗程。

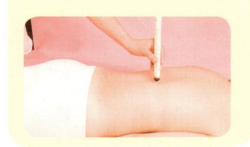

加灸 足三里

【功效】补中益气，调解脾胃。

【施灸方法】施灸时，取坐位，手执艾条以点燃的一端对准施灸部位，距离皮肤1.5～3厘米，左右方向平行往复或反复旋转施灸。

【施灸时间】每日灸1次，每次15～20分钟，灸至皮肤产生红晕为止，10次为1个疗程。

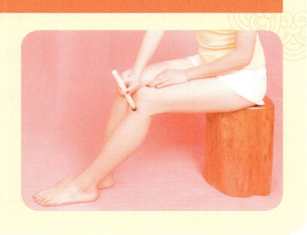

症状 3：阴中瘙痒难忍，带下如淘米水或者像豆腐渣，气味发臭，尿急尿频。

加灸 曲骨

【功效】温补肾阳，调经止带。

【施灸方法】宜采用温和灸。施灸时，被施灸者仰卧，施灸者手执艾条以点燃的一端对准施灸部位，距离皮肤 1.5 ～ 3 厘米，以感到施灸处温热、舒适为度。

【施灸时间】每日灸 1 次，每次 15 ～ 20 分钟，灸至皮肤产生红晕为止，10 次为 1 个疗程。

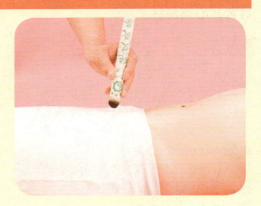

加灸 少府

【功效】清心泻热，理气活络。

【施灸方法】施灸时，取坐位，手执艾条以点燃的一端对准施灸部位，距离皮肤 1.5 ～ 3 厘米，以感到施灸处温热、舒适为度。

【施灸时间】每日灸 1 次，每次 15 ～ 20 分钟，灸至皮肤产生红晕为止，10 次为 1 个疗程。

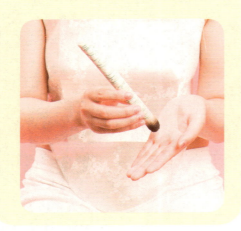

加灸 次髎

【功效】补益下焦，强腰利湿。

【施灸方法】施灸时，被施灸者俯卧，施灸者手执艾条以点燃的一端对准施灸部位，距离皮肤 1.5 ～ 3 厘米施灸，以感到施灸处温热、舒适为度。

【施灸时间】每日灸 1 次，每次 15 ～ 20 分钟，灸至皮肤产生红晕为止，10 次为 1 个疗程。

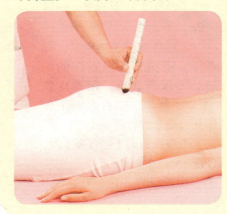

小儿腹泻，又名小儿消化不良，是小儿的一种急性胃肠道功能紊乱，以腹泻、呕吐为主，以夏秋季节发病率最高。临床主要表现为大便次数增多、排稀便和水电解质紊乱。中医认为，腹泻主要是由感受外邪、内伤乳食、脾胃虚弱和脾肾阳虚引起的。艾灸相应穴位能够祛除风邪、健脾和胃、调和阴阳与脏腑功能，从而达到止泻的目的。

小儿腹泻

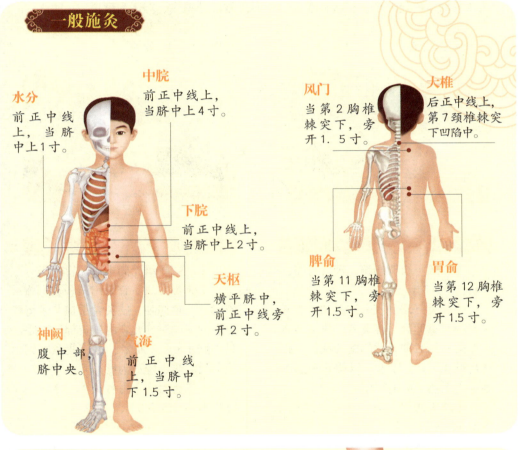

一般施灸

水分
前正中线上，当脐中上1寸。

中脘
前正中线上，当脐中上4寸。

下脘
前正中线上，当脐中上2寸。

天枢
横平脐中，前正中线旁开2寸。

神阙
腹中部，脐中央。

气海
前正中线上，当脐中下1.5寸。

风门
当第2胸椎棘突下，旁开1.5寸。

大椎
后正中线上，第7颈椎棘突下凹陷中。

脾俞
当第11胸椎棘突下，旁开1.5寸。

胃俞
当第12胸椎棘突下，旁开1.5寸。

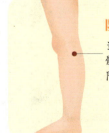

阴陵泉
当胫骨内侧髁后下方凹陷处。

上巨虚
当犊鼻下6寸，距胫骨前缘1横指（中指）。

足三里
犊鼻下3寸，距胫骨前缘1横指（中指）。

下巨虚
当犊鼻下9寸，距胫骨前缘1横指（中指）。

灸 足三里

【功效】补中益气，调解脾胃。

【施灸方法】采用温和灸。施灸时，儿童取坐位，施灸者手执艾条将点燃的一端对准儿童的施灸部位，距离皮肤 1.5～3 厘米，以使儿童感到施灸处温热、舒适为度。

【施灸时间】每日灸 1 次，每次 5～10 分钟。

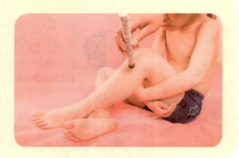

灸 中脘

【功效】和胃健脾，降逆利水。

【施灸方法】宜采用温和灸。施灸时，儿童仰卧，施灸者手执艾条将点燃的一端对准儿童的施灸部位，距离皮肤 1.5～3 厘米，以使儿童感到施灸处温热、舒适为度。

【施灸时间】每日灸 1～2 次，每次 10～15 分钟。

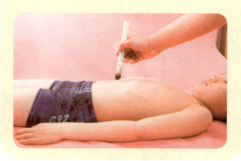

灸 天枢

【功效】疏调肠腑，理气行滞，消食。

【施灸方法】宜采用温和灸。施灸时，儿童仰卧，施灸者手执艾条将点燃的一端对准儿童的施灸部位，距离皮肤 1.5～3 厘米，以使儿童感到施灸处温热、舒适为度。

【施灸时间】每日灸 1～2 次，每次 10～15 分钟。

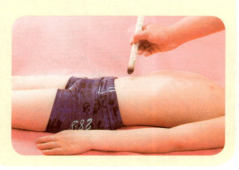

灸 神阙

【功效】培元固本，和胃理肠。

【施灸方法】宜采用温和灸。施灸时，儿童仰卧，施灸者手执艾条将点燃的一端对准儿童的施灸部位，距离皮肤 1.5～3 厘米，以使儿童感到施灸处温热、舒适为度。

【施灸时间】每日灸 1～2 次，每次 10～15 分钟。

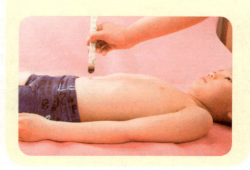

症状 1：粪便清稀，多泡沫，不臭，肠鸣，腹痛，伴有发冷或发热，舌苔白腻。

加灸 大椎、风门

【功效】祛寒。

【施灸方法】宜采用温和灸。施灸时，儿童俯卧，施灸者手执艾条将点燃的一端对准儿童的施灸部位，距离皮肤 1.5 ～ 3 厘米，以使儿童感到施灸处温热、舒适为度。

【施灸时间】每日灸 1 次，每次 5 ～ 10 分钟，灸至皮肤产生红晕为止。

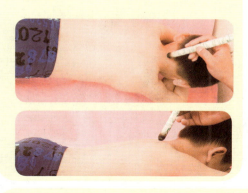

加灸 上巨虚、下巨虚

【功效】清热利湿，健脾理气，益肾调经，通经活络。

【施灸方法】宜采用温和灸。施灸时，儿童取坐位，施灸者手执艾条将点燃的一端对准儿童的施灸部位，距离皮肤 1.5 ～ 3 厘米，以使儿童感到施灸处温热、舒适为度。

【施灸时间】每日灸 1 次，每次 5 ～ 10 分钟，灸至皮肤产生红晕为止。

症状 2：粪便稀薄，水分多，粪便颜色发黄且臭，食欲不振，口渴不想喝水，舌红，舌苔黄腻。

加灸 阴陵泉

【功效】清利湿热，健脾理气。

【施灸方法】宜采用温和灸。施灸时，儿童取坐位，施灸者手执艾条将点燃的一端对准儿童的施灸部位，距离皮肤 1.5 ～ 3 厘米，以使儿童感到施灸处温热、舒适为度。

【施灸时间】每日灸 1 次，每次 5 ～ 10 分钟，灸至皮肤产生红晕为止。

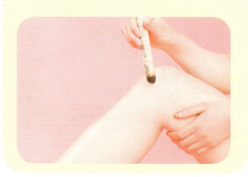

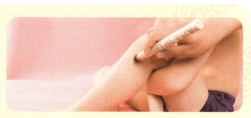

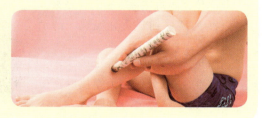

症状3：腹胀、腹痛、便后疼痛减轻，粪便非常臭，不思饮食，睡不安稳，舌苔厚腻。

加灸 下脘

【功效】健脾和胃，降逆止呕。

【施灸方法】宜采用温和灸。施灸时，儿童仰卧，施灸者手执艾条将点燃的一端对准儿童的施灸部位，距离皮肤1.5～3厘米，以使儿童感到施灸处温热、舒适为度。

【施灸时间】每日灸1次，每次5～10分钟，灸至皮肤产生红晕为止。

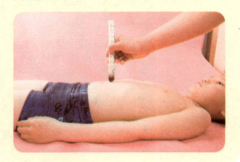

加灸 水分

【功效】通调水道，理气止痛。

【施灸方法】宜采用温和灸。施灸时，儿童仰卧，施灸者手执艾条将点燃的一端对准儿童的施灸部位，距离皮肤1.5～3厘米，以使儿童感到施灸处温热、舒适为度。

【施灸时间】每日灸1次，每次5～10分钟，灸至皮肤产生红晕为止。

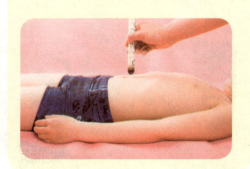

加灸 胃俞

【功效】和胃健脾，理中降逆。

【施灸方法】宜采用温和灸。施灸时，儿童俯卧，施灸者手执艾条将点燃的一端对准儿童的施灸部位，距离皮肤1.5～3厘米，以使儿童感到施灸处温热、舒适为度。

【施灸时间】每日灸1次，每次5～10分钟，灸至皮肤产生红晕为止。

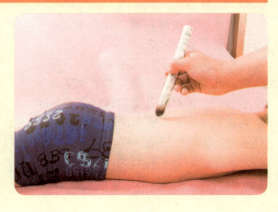

症状4：大便稀，饭后便排，但不臭，腹泻时轻时重，脸色不好、发黄，消瘦，舌苔发白。

加灸 脾俞

【功效】健脾和胃，利湿升清。

【施灸方法】宜采用温和灸。施灸时，儿童俯卧，施灸者手执艾条将点燃的一端对准儿童的施灸部位，距离皮肤1.5～3厘米。

【施灸时间】每日灸1次，每次10～30分钟，10天为1个疗程。

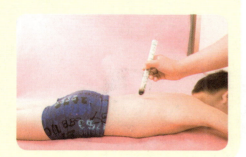

加灸 胃俞

【功效】和胃健脾，理中降逆。

【施灸方法】宜采用温和灸。施灸时，儿童俯卧，施灸者手执艾条将点燃的一端对准儿童的施灸部位，距离皮肤1.5～3厘米。

【施灸时间】每日灸1次，每次5～10分钟，灸至皮肤产生红晕为止。

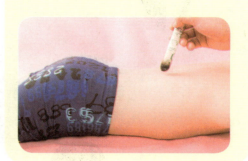

加灸 气海

【功效】利下焦，补元气，行气散滞。

【施灸方法】宜采用温和灸。施灸时，儿童仰卧，施灸者手执艾条将点燃的一端对准儿童的施灸部位，距离皮肤1.5～3厘米，以使儿童感到施灸处温热、舒适为度。

【施灸时间】每日灸1次，每次15～30分钟，10天为1个疗程。

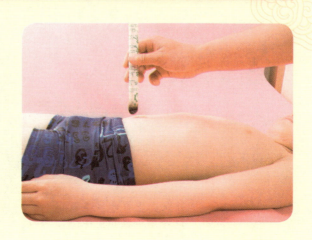

百日咳

百日咳是儿童常见的急性呼吸道传染病，百日咳杆菌是本病的致病菌。其特征为阵发性痉挛性咳嗽，咳嗽末伴有特殊的吸气吼声，病程较长，可达数周甚至3个月左右，故有百日咳之称。中医认为，百日咳的原因主要为感染时邪病毒，肺失清肃，痰浊阻滞气道，肺气不能宣通，以致咳嗽频频。不仅如此，其病机尚与肝经郁热，气火上逆，影响肺系有关。艾灸相关穴位能够补脾益肺、祛痰除湿、平喘止咳，从而改善症状。

一般施灸

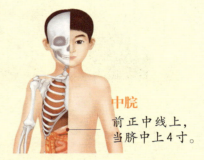

合谷
第1、2掌骨间，当第2掌骨桡侧的中点处。

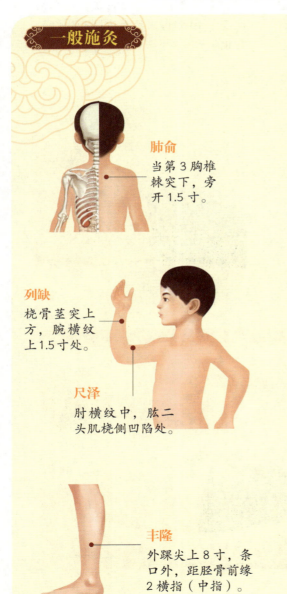

肺俞
当第3胸椎棘突下，旁开1.5寸。

列缺
桡骨茎突上方，腕横纹上1.5寸处。

尺泽
肘横纹中，肱二头肌桡侧凹陷处。

中脘
前正中线上，当脐中上4寸。

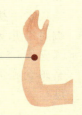

内关
腕掌侧远端横纹上2寸，掌长肌肌腱与桡侧腕屈肌肌腱之间。

丰隆
外踝尖上8寸，条口外，距胫骨前缘2横指（中指）。

灸 合谷

【功效】镇静安神，通络活血，调气镇痛。

【施灸方法】宜采用温和灸。施灸时，儿童取坐位，施灸者手执艾条将点燃的一端对准儿童的施灸部位，距离皮肤1.5～3厘米，以使儿童感到施灸处温热、舒适为度。

【施灸时间】每日灸1次，每次5～10分钟，灸至皮肤产生红晕为止。

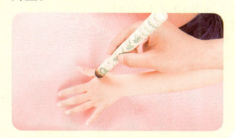

灸 列缺

【功效】宣肺解表，通络活络，通调任脉。

【施灸方法】宜采用温和灸。施灸时，儿童取坐位，施灸者手执艾条将点燃的一端对准儿童的施灸部位，距离皮肤1.5～3厘米，以使儿童感到施灸处温热、舒适为度。

【施灸时间】每日灸1次，每次5～10分钟，灸至皮肤产生红晕为止。

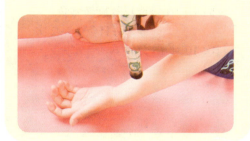

灸 肺俞

【功效】解表宣肺，肃降肺气。

【施灸方法】宜采用温和灸。施灸时，儿童俯卧，施灸者手执艾条将点燃的一端对准儿童的施灸部位，距离皮肤1.5～3厘米，以使儿童感到施灸处温热、舒适为度。

【施灸时间】每日灸1次，每次5～10分钟，灸至皮肤产生红晕为止。

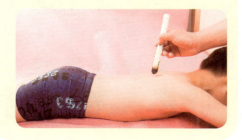

灸 丰隆

【功效】健脾化痰，和胃降逆。

【施灸方法】宜采用温和灸。施灸时，儿童取坐位，施灸者手执艾条将点燃的一端对准儿童的施灸部位，距离皮肤1.5～3厘米，以使儿童感到施灸处温热、舒适为度。

【施灸时间】每日灸1次，每次5～10分钟，灸至皮肤产生红晕为止。

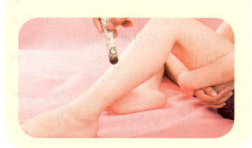

症状1：呕吐。

加灸 中脘

【功效】和胃健脾，降逆利水。

【施灸方法】宜采用回旋灸。施灸时，儿童仰卧，施灸者手执艾条将点燃的一端对准儿童的施灸部位，距离皮肤 1.5 ～ 3 厘米，左右方向平行往复或反复旋转施灸。

【施灸时间】每日灸 1 ～ 2 次，每次 10 ～ 15 分钟。

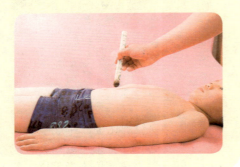

加灸 内关

【功效】宁心安神，和胃降逆。

【施灸方法】宜采用温和灸。施灸时，儿童取坐位，施灸者手执艾条将点燃的一端对准儿童的施灸部位，距离皮肤 1.5 ～ 3 厘米，以感到施灸处温热、舒适为度。

【施灸时间】每日灸 1 ～ 2 次，每次 10 ～ 15 分钟。

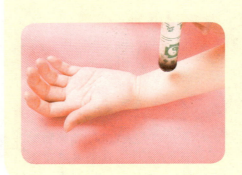

症状2：痰中带血。

加灸 尺泽

【功效】清宣肺气，泻火降逆。

【施灸方法】宜采用温和灸。施灸时，儿童取坐位，施灸者手执艾条将点燃的一端对准儿童的施灸部位，距离皮肤 1.5 ～ 3 厘米，以使儿童感到施灸处温热、舒适为度。

【施灸时间】每日灸 1 次，每次 10 ～ 15 分钟，灸至皮肤产生红晕为止。

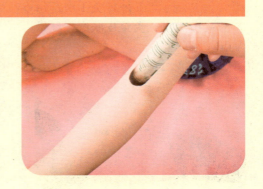

流行性腮腺炎，简称腮腺炎或流腮，俗称"猪头皮""痄腮"，是指一个或两个腮腺（人类脸颊两旁的主要唾腺）发炎的疾病。多发于春季，是儿童和青少年常见的呼吸道传染病，由腮腺炎病毒或金黄色葡萄球菌引起。一般发病比较急，开始有畏寒、发热、头痛、咽喉痛，不想吃东西、恶心、呕吐和全身疼痛等症状。一两天后，一侧耳垂下方常肿大、疼痛，说话或咀嚼食物时加重，有时还会出现张口困难、流口水等症状。中医认为，流行性腮腺炎是感受风湿邪毒所致。艾灸相关穴位能够散风解表、清热解毒，从而改善症状，达到治疗此病的目的。

流行性腮腺炎

一般施炎

颊车
颌骨边角上，下颌角前上方约1横指（中指）。

耳尖
当折耳向前，耳郭上方的尖端处。

翳风
当耳后乳突与下颌角之间的凹陷处。

大椎
后正中线上，第7颈椎棘突下凹陷中。

角孙
折耳郭向前，当耳尖直上入发际处。

下关
面部耳前方，当颧弓与下颌切迹所形成的凹陷中。

曲池
肘横纹外侧端，屈肘时当尺泽与肱骨外上髁连线中点。

合谷
第1、2掌骨间，当第2掌骨桡侧的中点处。

外关
当阳池与肘尖的连线上，腕背横纹上2寸，尺骨与桡骨之间。

灸 翳风

【功效】活血，祛风，通窍醒神。

【施灸方法】宜采用温和灸。施灸时，施灸者手执艾条将点燃的一端对准儿童的施灸部位，距离皮肤1.5～3厘米，以使儿童感到施灸处温热、舒适为度。

【施灸时间】每日灸1次，每次5～10分钟，灸至皮肤产生红晕为止。

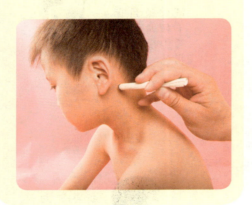

灸 颊车

【功效】祛风清热，开关通络。

【施灸方法】宜采用温和灸。施灸时，施灸者手执艾条将点燃的一端对准儿童的施灸部位，距离皮肤1.5～3厘米，以使儿童感到施灸处温热、舒适为度。

【施灸时间】每日灸1次，每次5～10分钟，灸至皮肤产生红晕为止。

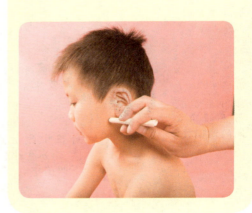

灸 角孙

【功效】清利头目，通利耳窍。

【施灸方法】宜采用温和灸。施灸时，施灸者手执艾条将点燃的一端对准儿童的施灸部位，距离皮肤1.5～3厘米，以使儿童感到施灸处温热、舒适为度。

【施灸时间】每日灸1次，每次5～10分钟，灸至皮肤产生红晕为止。

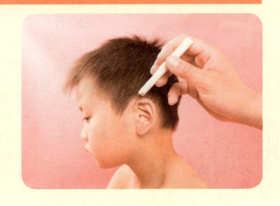

灸 耳尖

【功效】退热，消炎，化瘀，止痛。

【施灸方法】宜采用温和灸。施灸时，施灸者手执艾条将点燃的一端对准儿童的施灸部位，距离皮肤1.5～3厘米，以使儿童感到施灸处温热、舒适为度。

【施灸时间】每日灸1次，每次5～10分钟，灸至皮肤产生红晕为止。

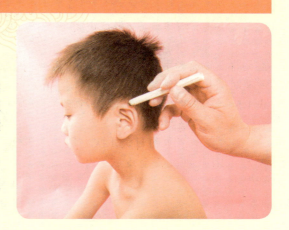

对症施灸

症状1：面颊红肿，发寒发热。

加灸 大椎

【功效】清热解表，截疟止痫。

【施灸方法】宜采用温和灸。施灸时，施灸者手执艾条将点燃的一端对准儿童的施灸部位，距离皮肤1.5～3厘米，以使儿童感到施灸处温热、舒适为度。

【施灸时间】每日灸1次，每次5～10分钟，灸至皮肤产生红晕为止。

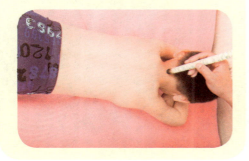

加灸 曲池

【功效】解表热，清热毒。

【施灸方法】宜采用温和灸。施灸时，施灸者手执艾条将点燃的一端对准儿童的施灸部位，距离皮肤1.5～3厘米，以使儿童感到施灸处温热、舒适为度。

【施灸时间】每日灸1次，每次5～10分钟，灸至皮肤产生红晕为止。

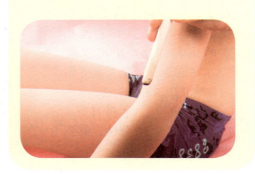

加灸 外关

【功效】清热解毒，解痉止痛。

【施灸方法】宜采用温和灸。施灸时，施灸者手执艾条将点燃的一端对准儿童的施灸部位，距离皮肤1.5～3厘米，以使儿童感到施灸处温热、舒适为度。

【施灸时间】每日灸1次，每次5～10分钟，灸至皮肤产生红晕为止。

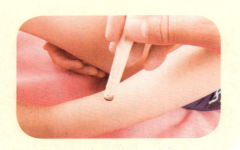

症状2：脸部全肿，口干，咽喉痛，发热，张不开嘴。

加灸 下关

【功效】通络镇痛，镇静安神，活血调气，解表清热，通利咽喉。

【施灸方法】宜采用温和灸。施灸时，施灸者手执艾条将点燃的一端对准儿童的施灸部位，距离皮肤1.5～3厘米，以使儿童感到施灸处温热、舒适为度。

【施灸时间】每日灸1次，每次5～10分钟，灸至皮肤产生红晕为止。

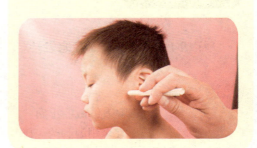

加灸 合谷

【功效】镇静止痛，通经活络，清热解表。

【施灸方法】宜采用温和灸。施灸时，施灸者手执艾条将点燃的一端对准儿童的施灸部位，距离皮肤1.5～3厘米，以使儿童感到施灸处温热、舒适为度。

【施灸时间】每日灸1次，每次5～10分钟，灸至皮肤产生红晕为止。

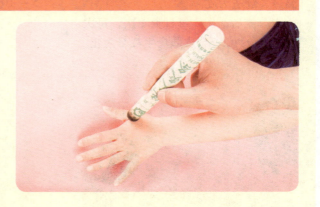

夜啼患儿多在夜间啼哭不止，白天正常。或阵阵啼哭，或通宵达旦，哭后仍能入睡；或伴面赤唇红、阵发腹痛、腹胀呕吐、时惊恐、声音嘶哑等。一般持续时间少则数日，多则经月，过则自止。中医认为，夜啼常因脾寒、心热、惊骇、食积而发病。艾灸相关穴位能够达到清心、镇静安神、补益脾肾的目的，从而治疗该病。

夜 啼

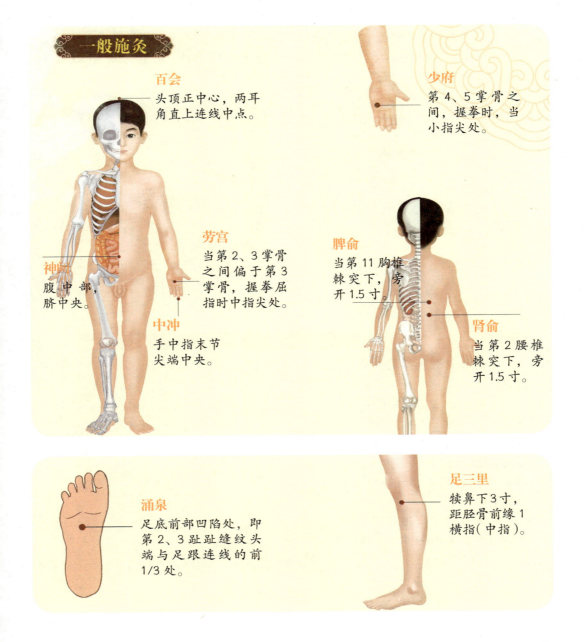

一般施灸

百会
头顶正中心，两耳角直上连线中点。

少府
第4、5掌骨之间，握拳时，当小指尖处。

劳宫
当第2、3掌骨之间偏于第3掌骨，握拳屈指时中指尖处。

神阙
腹中部，脐中央。

中冲
手中指末节尖端中央。

脾俞
当第11胸椎棘突下，旁开1.5寸。

肾俞
当第2腰椎棘突下，旁开1.5寸。

涌泉
足底前部凹陷处，即第2、3趾趾缝纹头端与足跟连线的前1/3处。

足三里
犊鼻下3寸，距胫骨前缘1横指（中指）。

灸 中冲

【功效】苏厥开窍，清心泻热。

【施灸方法】宜采用温和灸。施灸时，手执艾条将点燃的一端对准患儿的施灸部位，距离皮肤 1.5 ~ 3 厘米，以使儿童感到施灸处温热、舒适为度。

【施灸时间】每日灸 1 次，每次 5 ~ 10 分钟，灸至皮肤产生红晕为止。

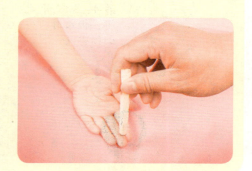

灸 劳宫

【功效】清热泻火，开窍醒神。

【施灸方法】宜采用温和灸。施灸时，手执艾条将点燃的一端对准患儿的施灸部位，距离皮肤 1.5 ~ 3 厘米，以使儿童感到施灸处温热、舒适为度。

【施灸时间】每日灸 1 次，每次 5 ~ 10 分钟，灸至皮肤产生红晕为止。

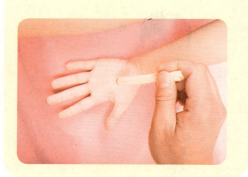

灸 涌泉

【功效】滋肾益阴，平肝息风。

【施灸方法】宜采用温和灸。施灸时，手执艾条将点燃的一端对准患儿的施灸部位，距离皮肤 1.5 ~ 3 厘米，以使儿童感到施灸处温热、舒适为度。

【施灸时间】每日灸 1 次，每次 5 ~ 10 分钟，灸至皮肤产生红晕为止。

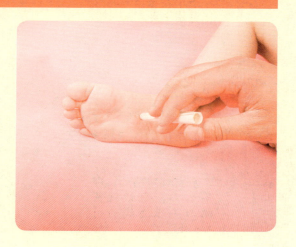

灸 神阙

【功效】培元固本，和胃理肠。

【施灸方法】宜采用温和灸。施灸时，手执艾条将点燃的一端对准患儿的施灸部位，距离皮肤 1.5 ~ 3 厘米，以使儿童感到施灸处温热、舒适为度。

【施灸时间】每日灸 1 次，每次 5 ~ 10 分钟，灸至皮肤产生红晕为止。

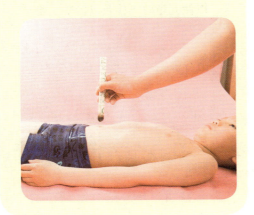

灸 百会

【功效】醒脑开窍，宁静安神。

【施灸方法】宜采用温和灸。施灸时，手执艾条将点燃的一端对准患儿的施灸部位，距离皮肤 1.5 ~ 3 厘米，以使儿童感到施灸处温热、舒适为度。

【施灸时间】每日灸 1 次，每次 5 ~ 10 分钟。

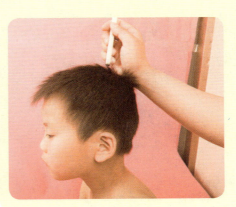

对症施灸

症状 1：面色青白，四肢欠温，喜伏卧，腹部发凉，弯腰蜷腿哭闹，不思饮食，大便溏薄。

加灸 脾俞

【功效】健脾和胃，利湿升清。

【施灸方法】宜采用温和灸。施灸时，手执艾条将点燃的一端对准患儿的施灸部位，距离皮肤 1.5 ~ 3 厘米，以使儿童感到施灸处温热、舒适为度。

【施灸时间】每日灸 1 次，每次 5 ~ 10 分钟。

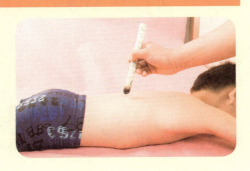

加灸 肾俞

【功效】益肾助阳，强腰利水。

【施灸方法】宜采用温和灸。施灸时，手执艾条将点燃的一端对准患儿的施灸部位，距离皮肤 1.5 ~ 3 厘米，以使儿童感到施灸处温热、舒适为度。

【施灸时间】每日灸 1 次，每次 5 ~ 10 分钟。

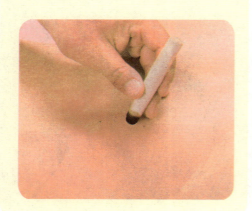

症状 2：面赤唇红，烦躁不安，口鼻出气热，夜寐不安，哭声大，眼屎多。

加灸 少府

【功效】清心泻热，理气活络。

【施灸方法】宜采用温和灸。施灸时，手执艾条将点燃的一端对准患儿的施灸部位，距离皮肤 1.5 ~ 3 厘米，以使儿童感到施灸处温热、舒适为度。

【施灸时间】每日灸 1 次，每次 5 ~ 10 分钟，灸至皮肤产生红晕为止。

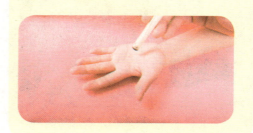

症状 3：夜间啼哭，厌食吐乳，嗳腐泛酸，腹痛胀满，睡卧不安，大便干结。

加灸 足三里

【功效】补中益气，调解脾胃。

【施灸方法】宜采用温和灸。施灸时，手执艾条将点燃的一端对准患儿的施灸部位，距离皮肤 1.5 ~ 3 厘米，以使儿童感到施灸处温热、舒适为度。

【施灸时间】每日灸 1 次，每次 5 ~ 10 分钟。

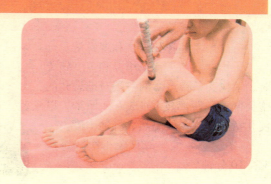

小儿厌食症指小儿（1～6岁）较长时期食欲减退或消失的一种常见病症。主要的症状有呕吐、食欲不振、腹泻、便秘、腹胀、腹痛和便血等。中医认为，本病的发生系由饮食喂养不当，脾胃不和，受纳运化失健所致。艾灸相关穴位可以消食化滞、健脾益胃、补益元气，从而治疗此病。

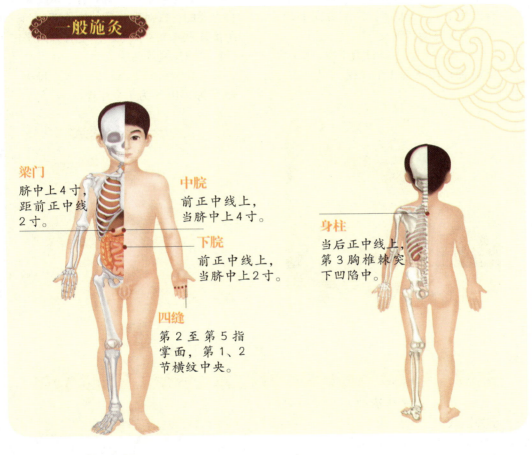

一般施灸

梁门
脐中上4寸，
距前正中线
2寸。

中脘
前正中线上，
当脐中上4寸。

下脘
前正中线上，
当脐中上2寸。

四缝
第2至第5指
掌面，第1、2
节横纹中央。

身柱
当后正中线上，
第3胸椎棘突
下凹陷中。

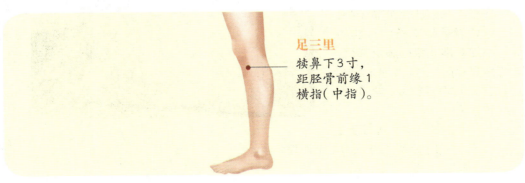

足三里
犊鼻下3寸，
距胫骨前缘1
横指（中指）。

灸 中脘

【功效】和胃健脾，降逆利水。

【施灸方法】宜采用回旋灸。施灸时，儿童仰卧，施灸者手执艾条将点燃的一端对准儿童的施灸部位，距离皮肤 1.5 ~ 3 厘米，左右方向平行往复或反复旋转施灸。

【施灸时间】每日灸 1 次，每次 15 分钟，10 天为 1 个疗程。

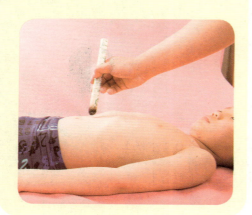

灸 四缝

【功效】健脾行气，提高免疫力，促进生长发育。

【施灸方法】宜采用回旋灸。施灸时，儿童取坐位，施灸者手执艾条将点燃的一端对准儿童的施灸部位，距离皮肤 1.5 ~ 3 厘米，左右方向平行往复或反复旋转施灸。

【施灸时间】每日灸 1 次，每次 15 分钟，10 天为 1 个疗程。

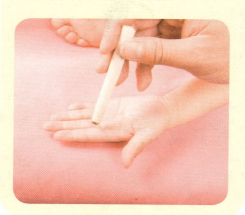

灸 身柱

【功效】宣肺清热，宁神镇咳。

【施灸方法】宜采用回旋灸。施灸时，儿童俯卧，施灸者手执艾条将点燃的一端对准儿童的施灸部位，距离皮肤 1.5 ~ 3 厘米，左右方向平行往复或反复旋转施灸。

【施灸时间】每日灸 1 次，每次 15 分钟，10 天为 1 个疗程。

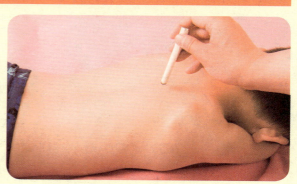

灸 足三里

【功效】补中益气，调解脾胃。

【施灸方法】宜采用温和灸。施灸时，手执艾条将点燃的一端对准患儿的施灸部位，距离皮肤1.5～3厘米，以使儿童感到施灸处温热、舒适为度。

【施灸时间】每日灸1次，每次15分钟，10天为1个疗程。

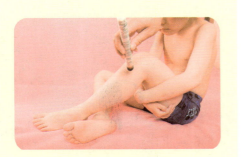

灸 梁门

【功效】调中气，和肠胃，化积滞。

【施灸方法】宜采用温和灸。施灸时，手执艾条将点燃的一端对准患儿的施灸部位，距离皮肤1.5～3厘米，以使儿童感到施灸处温热、舒适为度。

【施灸时间】每日灸1次，每次15分钟，10天为1个疗程。

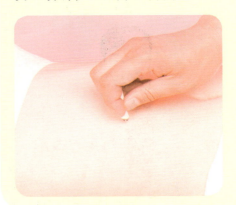

对症施灸

症状：食欲减退，恶心呕吐，手足心热，睡眠不安，腹胀或腹泻。

加灸 下脘

【功效】健脾和胃，降逆止呕。

【施灸方法】宜采用回旋灸。施灸时，儿童仰卧，施灸者手执艾条将点燃的一端对准儿童的施灸部位，距离皮肤1.5～3厘米，左右方向平行往复或反复旋转施灸。

【施灸时间】每日灸1次，每次15分钟，10天为1个疗程。

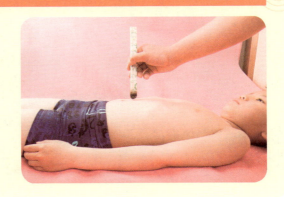

小儿遗尿

遗尿，俗称"尿床"。小儿遗尿是指3岁以上的小儿睡眠中小便自遗，醒后才知的一种病症。中医认为，小儿因先天禀赋不足或素体虚弱导致肾气不足，下元虚冷，不能温养膀胱，膀胱气化功能失调，闭藏失职，不能约制水道而为遗尿。肺脾气虚时，上虚不能制下，下虚不能上承，致使无权约束水道，则小便自遗，或睡中小便自出。肝经湿热郁结，热郁化火，迫注膀胱而致遗尿。艾灸相关穴位能够补脾益肾，从而改善症状。

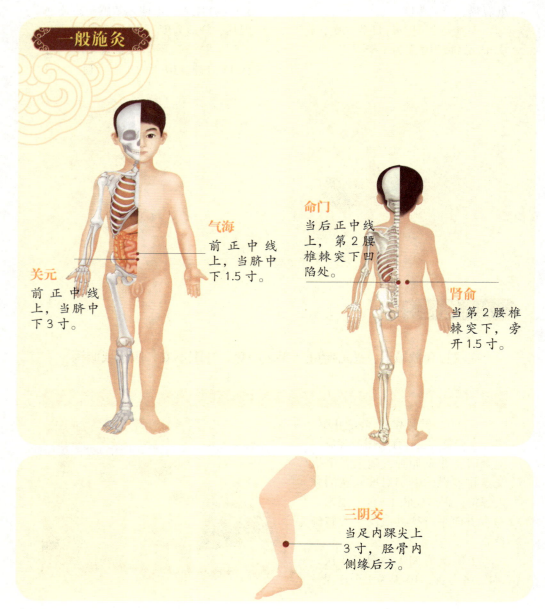

一般施灸

气海
前正中线上，当脐中下1.5寸。

命门
当后正中线上，第2腰椎棘突下凹陷处。

关元
前正中线上，当脐中下3寸。

肾俞
当第2腰椎棘突下，旁开1.5寸。

三阴交
当足内踝尖上3寸，胫骨内侧缘后方。

灸 关元

【功效】补肾培元，温阳固脱。

【施灸方法】宜采用温和灸。施灸时，手执艾条将点燃的一端对准患儿的施灸部位，距离皮肤1.5～3厘米，以使儿童感到施灸处温热、舒适为度。

【施灸时间】每日灸1次，每次5～10分钟。

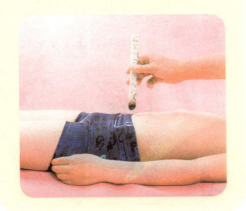

灸 三阴交

【功效】健脾和胃，调补肝肾。

【施灸方法】宜采用温和灸。施灸时，手执艾条将点燃的一端对准患儿的施灸部位，距离皮肤1.5～3厘米，以使儿童感到施灸处温热、舒适为度。

【施灸时间】每日灸1次，每次5～10分钟。

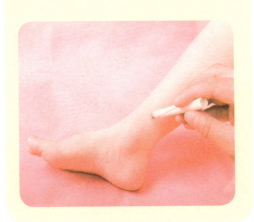

对症施灸

症状1：肾气不足。

加灸 命门

【功效】培元固本。

【施灸方法】宜采用温和灸。施灸时，手执艾条将点燃的一端对准患儿的施灸部位，距离皮肤1.5～3厘米，以使儿童感到施灸处温热、舒适为度。

【施灸时间】每日灸1次，每次5～10分钟。

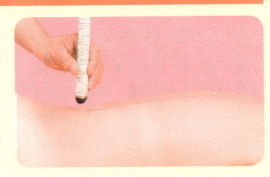

加灸 肾俞

【功效】益肾助阳，强腰利水。

【施灸方法】宜采用温和灸。施灸时，手执艾条将点燃的一端对准患儿的施灸部位，距离皮肤 1.5 ~ 3 厘米，以使儿童感到施灸处温热、舒适为度。

【施灸时间】每日灸 1 次，每次 5 ~ 10 分钟。

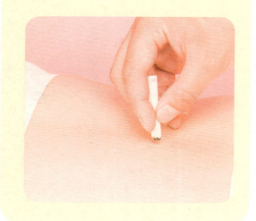

症状 2：抽搐、发热、咳嗽、头痛、咽红。

加灸 气海

【功效】利下焦，补元气，行气散滞。

【施灸方法】宜采用温和灸。施灸时，手执艾条将点燃的一端对准患儿的施灸部位，距离皮肤 1.5 ~ 3 厘米，以使儿童感到施灸处温热、舒适为度。

【施灸时间】每日灸 1 次，每次 5 ~ 10 分钟。

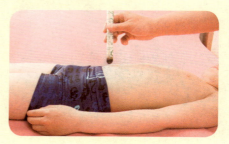

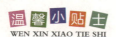

温馨小贴士
WEN XIN XIAO TIE SHI

小儿遗尿有多种原因，如突然换新环境、气候变化等。此外，孩子入睡前饮水过多，吃了西瓜等含水量多又有利尿作用的水果，父母在孩子夜间有便意时没有及时把尿等都会造成孩子遗尿。如果是疾病因素引起的，先治疗疾病。排除了疾病因素，是不良生活习惯造成的遗尿，可以通过耐心的教育、解释和劝慰来纠正。

第六章

关「艾」中老年人，健康长寿身体棒

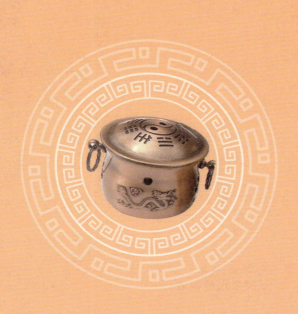

更年期综合征

更年期综合征在中医学上亦称"经绝前后诸证"。中医认为，妇女停经前后肾气和脏腑功能逐渐衰退，人体阴阳失去平衡，因而有面红潮热、眩晕头胀、烦躁易怒、抑郁忧愁、心悸失眠、阴道干涩灼热、腰酸背痛、骨质疏松等症状。其病位在肾与胞宫，与肝、脾等脏器功能有关。艾灸相关穴位可以调补肾气、活血通络，有助于气血的生化和运行，从而推迟更年期的到来，缓解相应症状。

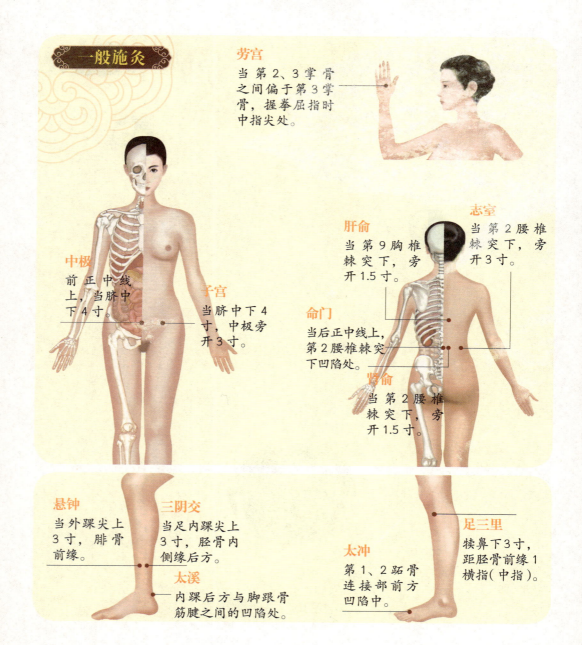

一般施灸

劳宫
当第2、3掌骨之间偏于第3掌骨，握拳屈指时中指尖处。

中极
前正中线上，当脐中下4寸。

子宫
当脐中下4寸，中极旁开3寸。

肝俞
当第9胸椎棘突下，旁开1.5寸。

志室
当第2腰椎棘突下，旁开3寸。

命门
当后正中线上，第2腰椎棘突下凹陷处。

肾俞
当第2腰椎棘突下，旁开1.5寸。

悬钟
当外踝尖上3寸，腓骨前缘。

三阴交
当足内踝尖上3寸，胫骨内侧缘后方。

太溪
内踝后方与脚跟骨筋腱之间的凹陷处。

太冲
第1、2跖骨连接部前方凹陷中。

足三里
犊鼻下3寸，距胫骨前缘1横指（中指）。

灸 足三里

【功效】补中益气，调解脾胃。

【施灸方法】采用温和灸。取坐位，手执艾条以点燃的一端对准施灸部位，距离皮肤 1.5 ~ 3 厘米，以感到施灸处温热、舒适为度。

【施灸时间】每日灸 1 次，每次 5 ~ 15 分钟。

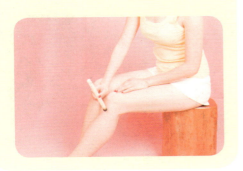

灸 三阴交

【功效】健脾和胃，调补肝肾。

【施灸方法】宜采用温和灸。取坐位，手执艾条以点燃的一端对准施灸部位，距离皮肤 1.5 ~ 3 厘米，以感到施灸处温热、舒适为度。

【施灸时间】每日灸 1 次，每次 5 ~ 15 分钟。

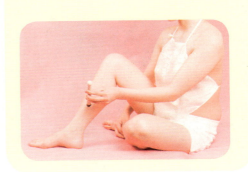

灸 中极

【功效】益肾兴阳，通经止带。

【施灸方法】宜采用回旋灸。施灸时，被施灸者仰卧，施灸者手执艾条以点燃的一端对准施灸部位，距离皮肤 1.5 ~ 3 厘米，左右方向平行往复或反复旋转施灸，以感到施灸处温热、舒适为度。

【施灸时间】每日灸 1 次，每次 5 ~ 15 分钟。

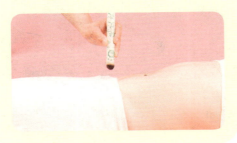

灸 肾俞

【功效】益肾助阳，强腰利水。

【施灸方法】采用温和灸。施灸时，被施灸者俯卧，施灸者手执艾条以点燃的一端对准施灸部位，距离皮肤 1.5 ~ 3 厘米，以感到施灸处温热、舒适为度。

【施灸时间】每日灸 1 次，每次 10 ~ 15 分钟。

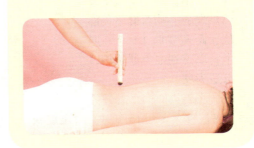

灸 子宫

【功效】理气调经，升提下陷。

【施灸方法】宜采用温和灸。施灸时，被施灸者仰卧，施灸者手执艾条以点燃的一端对准施灸部位，距离皮肤1.5 ~ 3厘米，以感到施灸处温热、舒适为度。

【施灸时间】每日灸1次，每次5 ~ 15分钟。

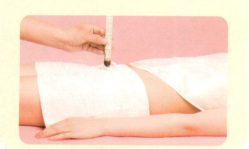

灸 悬钟

【功效】调和气血。

【施灸方法】宜采用温和灸。施灸时，手执艾条以点燃的一端对准施灸部位，距离皮肤1.5 ~ 3厘米，以感到施灸处温热、舒适为度。

【施灸时间】每日灸1次，每次10 ~ 15分钟，灸至皮肤产生红晕为止。

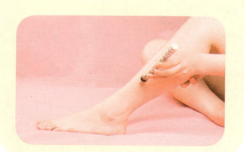

对症施灸

症状1：经期推迟，经量少，平时带下多，阴道干涩，失眠多梦，皮肤瘙痒，情绪易激动。

加灸 太溪

【功效】滋阴益肾，壮阳强腰。

【施灸方法】采用温和灸。施灸时，手执艾条以点燃的一端对准施灸部位，距离皮肤1.5 ~ 3厘米，以感到施灸处温热、舒适为度。

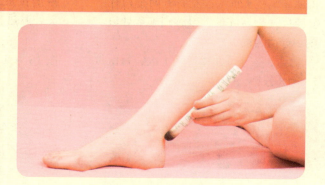

【施灸时间】每日灸1次，每次3 ~ 15分钟，灸至皮肤产生红晕为止。

加灸 太冲

【功效】平肝息风，清热利湿，通络止痛。

【施灸方法】施灸时，手执艾条以点燃的一端对准施灸部位，距离皮肤 1.5 ~ 3 厘米施灸。

【施灸时间】每日灸 1 次，每次 3 ~ 15 分钟，灸至皮肤产生红晕为止。

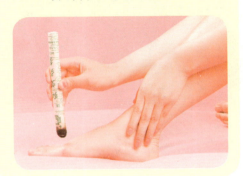

加灸 志室

【功效】清热，利湿，解郁。

【施灸方法】施灸时，被施灸者俯卧，施灸者手执艾条以点燃的一端对准施灸部位，距离皮肤 1.5 ~ 3 厘米，以感到施灸处温热、舒适为度。

【施灸时间】每日灸 1 次，每次 3 ~ 15 分钟，灸至皮肤产生红晕为止。

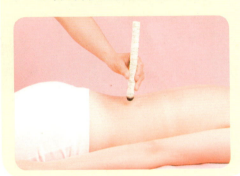

症状 2：失眠，心悸，心烦，腰酸头晕。

加灸 肝俞

【功效】疏肝利胆，理气明目。

【施灸方法】施灸时，被施灸者俯卧，施灸者手执艾条以点燃的一端对准施灸部位，距离皮肤 1.5 ~ 3 厘米，以感到施灸处温热、舒适为度。

【施灸时间】每日灸 1 次，每次 3 ~ 15 分钟。

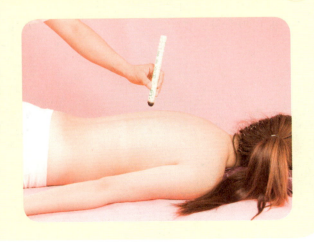

症状3：月经过多，闭经，面目肢体水肿，四肢寒冷。

加灸 劳宫

【功效】滋阴补肾，温肾活血。

【施灸方法】施灸时，手执艾条以点燃的一端对准施灸部位，距离皮肤1.5～3厘米，以感到施灸处温热、舒适为度。

【施灸时间】每日灸1次，每次3～15分钟。

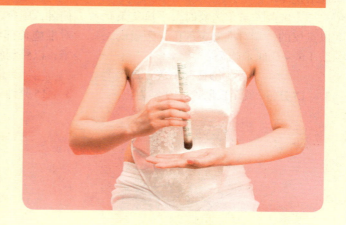

加灸 命门

【功效】培元固本。

【施灸方法】施灸时，被施灸者俯卧，施灸者手执艾条以点燃的一端对准施灸部位，距离皮肤1.5～3厘米，以感到施灸处温热、舒适为度。

【施灸时间】每日灸1次，每次10～20分钟。

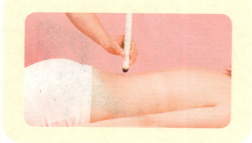

加灸 脾俞

【功效】健脾和胃，利湿升清。

【施灸方法】施灸时，被施灸者俯卧，施灸者手执艾条以点燃的一端对准施灸部位，距离皮肤1.5～3厘米，以感到施灸处温热、舒适为度。

【施灸时间】每日灸1次，每次10～20分钟。

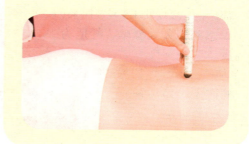

高血压是以体循环动脉血压增高为主要临床特征，并伴有血管、心、脑、肾等器官病理性改变的全身性疾病。成年人收缩压在 140 mmHg 以上，和（或）伴有舒张压在 90 mmHg 以上，排除继发性高血压，并伴有头痛、头晕、耳鸣、健忘、失眠、心跳加快等症状，即可确诊为高血压。中医认为，高血压主要由风、火、痰及内虚所致。其病机为气血阴阳失调，使脑髓空虚，脉络失养，或清阳不升，或火扰清窍。而肝阳上亢、痰浊中阻、气血亏虚或血瘀、肾阳不足又是产生气血阴阳失调的病理转输。艾灸相关穴位可以通畅气血，疏导经络，调整人体阴阳平衡，增强人体抗病能力，最后达到扶正祛邪，治疗高血压的目的。

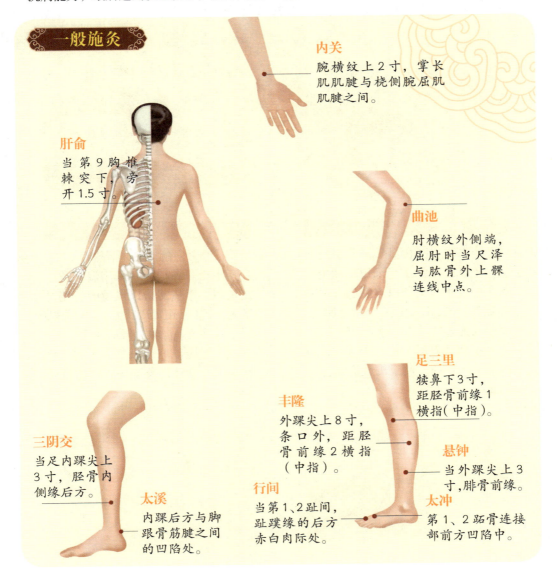

一般施灸

内关
腕横纹上 2 寸，掌长肌肌腱与桡侧腕屈肌肌腱之间。

肝俞
当第 9 胸椎棘突下，旁开 1.5 寸。

曲池
肘横纹外侧端，屈肘时当尺泽与肱骨外上髁连线中点。

足三里
犊鼻下 3 寸，距胫骨前缘 1 横指（中指）。

丰隆
外踝尖上 8 寸，条口外，距胫骨前缘 2 横指（中指）。

悬钟
当外踝尖上 3 寸，腓骨前缘。

三阴交
当足内踝尖上 3 寸，胫骨内侧缘后方。

太溪
内踝后方与脚跟骨筋腱之间的凹陷处。

行间
当第 1、2 趾间，趾蹼缘的后方赤白肉际处。

太冲
第 1、2 跖骨连接部前方凹陷中。

灸 足三里

【功效】补中益气，调解脾胃。

【施灸方法】采用温和灸。取坐位，手执艾条以点燃的一端对准施灸部位，距离皮肤 1.5 ~ 3 厘米，以感到施灸处温热、舒适为度。

【施灸时间】隔日灸 1 次，每次 3 ~ 15 分钟，灸至皮肤产生红晕为止。最好在每晚临睡前施灸。

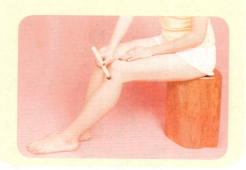

灸 内关

【功效】宁心安神，和胃降逆。

【施灸方法】采用温和灸。施灸时，手执艾条以点燃的一端对准施灸部位，距离皮肤 1.5 ~ 3 厘米，以感到施灸处温热、舒适为度。

【施灸时间】每日灸 2 ~ 3 次，每次 10 ~ 15 分钟，灸至皮肤产生红晕为止。

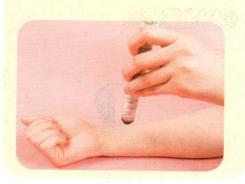

灸 悬钟

【功效】平肝息风，疏肝益肾。

【施灸方法】宜采用温和灸。施灸时，手执艾条以点燃的一端对准施灸部位，距离皮肤 1.5 ~ 3 厘米，以感到施灸处温热、舒适为度。

【施灸时间】每日灸 1 次，每次 3 ~ 5 分钟，灸至皮肤产生红晕为止。

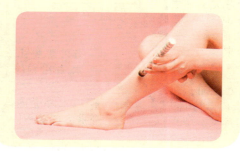

灸 曲池

【功效】解表热，清热毒。

【施灸方法】宜采用温和灸。施灸时，手执艾条以点燃的一端对准施灸部位，距离皮肤 1.5 ~ 3 厘米，以感到施灸处温热、舒适为度。

【施灸时间】每日灸 1 次，每次 3 ~ 7 分钟，灸至皮肤产生红晕为止。

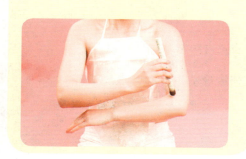

症状1：面红耳赤、烦躁易怒。

加灸 太冲

【功效】平肝息风，清热利湿，通络止痛。

【施灸方法】施灸时，手执艾条以点燃的一端对准施灸部位，距离皮肤 1.5 ~ 3 厘米，以感到施灸处温热、舒适为度。

【施灸时间】每日灸 1 次，每次 3 ~ 5 分钟。

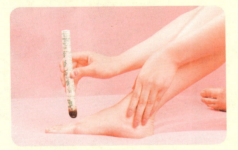

加灸 行间

【功效】清肝泻热，息风活络。

【施灸方法】施灸时，手执艾条以点燃的一端对准施灸部位，距离皮肤 1.5 ~ 3 厘米，以感到施灸处温热、舒适为度。

【施灸时间】每日灸 1 次，每次 3 ~ 5 分钟。

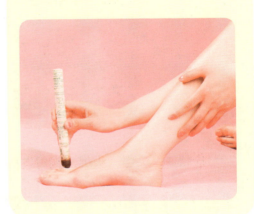

加灸 肝俞

【功效】疏肝利胆，理气明目。

【施灸方法】施灸时，被施灸者俯卧，施灸者手执艾条以点燃的一端对准施灸部位，距离皮肤 1.5 ~ 3 厘米，以感到施灸处温热、舒适为度。

【施灸时间】每日灸 1 次，每次 3 ~ 5 分钟，灸至皮肤产生红晕为止。

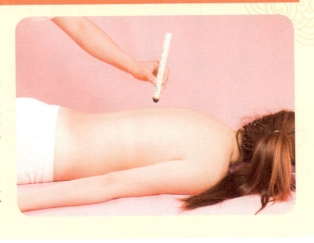

症状 2：耳鸣、腰膝酸软、五心烦热。

加灸 太溪

【功效】滋阴益肾，壮阳强腰。

【施灸方法】施灸时，手执艾条以点燃的一端对准施灸部位，距离皮肤 1.5 ～ 3 厘米，以感到施灸处温热、舒适为度。

【施灸时间】每日灸 1 次，每次 3 ～ 5 分钟，灸至皮肤产生红晕为止。

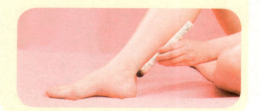

加灸 三阴交

【功效】健脾和胃，调补肝肾。

【施灸方法】施灸时，手执艾条以点燃的一端对准施灸部位，距离皮肤 1.5 ～ 3 厘米，以感到施灸处温热、舒适为度。

【施灸时间】每日灸 1 次，每次 3 ～ 5 分钟，灸至皮肤产生红晕为止。

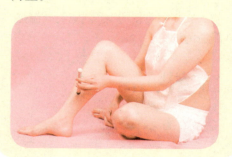

症状 3：头痛、头沉，胸胃发闷，不思饮食。

加灸 丰隆

【功效】健脾化痰，和胃降逆。

【施灸方法】施灸时，手执艾条以点燃的一端对准施灸部位，距离皮肤 1.5 ～ 3 厘米，以感到施灸处温热、舒适为度。

【施灸时间】每日灸 1 次，每次 3 ～ 5 分钟，灸至皮肤产生红晕为止。

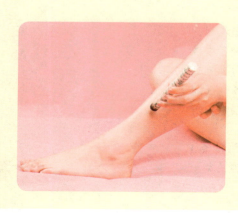

糖尿病是一组以高血糖为特征的代谢性疾病。高血糖则是由胰岛素分泌缺陷或其生物作用受损，或两者兼有引起。临床上早期无症状，至症状期才有多食、多饮、多尿、烦渴、善饥、消瘦或肥胖、疲乏无力等症状，久病者常伴发心脑血管、肾、眼及神经等病变。中医认为，糖尿病是气血、阴阳失调，五脏六腑、胰腺功能紊乱等引起的一种慢性疾病。艾灸相关穴位，可清热润燥、养阴生津。

一般施灸

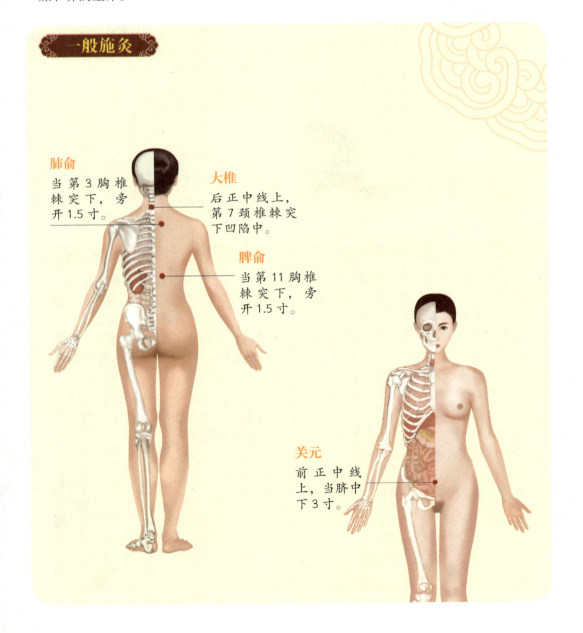

肺俞
当第 3 胸椎棘突下，旁开 1.5 寸。

大椎
后正中线上，第 7 颈椎棘突下凹陷中。

脾俞
当第 11 胸椎棘突下，旁开 1.5 寸。

关元
前正中线上，当脐中下 3 寸。

灸 肺俞

【功效】解表宣肺，肃降肺气。

【施灸方法】采用回旋灸。施灸时，被施灸者俯卧，施灸者手执艾条以点燃的一端对准施灸部位，距离皮肤 1.5 ~ 3 厘米，左右方向平行往复或反复旋转施灸。

【施灸时间】每日灸 1 ~ 2 次，每次 30 分钟，10 天为 1 个疗程，中间休息几天再灸。

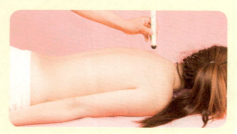

灸 脾俞

【功效】健脾和胃，利湿升清。

【施灸方法】采用温和灸。施灸时，被施灸者俯卧，施灸者手执艾条以点燃的一端对准施灸部位，距离皮肤 1.5 ~ 3 厘米，以感到施灸处温热、舒适为度。

【施灸时间】每日灸 1 ~ 2 次，每次 30 分钟，10 天为 1 个疗程，中间休息几天再灸。

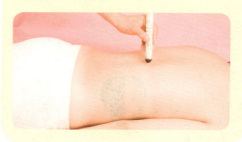

灸 关元

【功效】补肾培元，温阳固脱。

【施灸方法】采用回旋灸。施灸时，被施灸者仰卧，施灸者手执艾条以点燃的一端对准施灸部位，距离皮肤 1.5 ~ 3 厘米，左右方向平行往复或反复旋转施灸，以感到施灸处温热、舒适为度。

【施灸时间】每日灸 1 ~ 2 次，每次 30 分钟，10 天为 1 个疗程，中间休息几天再灸。

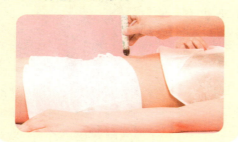

灸 大椎

【功效】清热解表，截疟止痛。

【施灸方法】宜采用温和灸。施灸时，被施灸者俯卧，施灸者手执艾条以点燃的一端对准施灸部位，距离皮肤 1.5 ~ 3 厘米，以感到施灸处温热、舒适为度。

【施灸时间】每日灸 1 ~ 2 次，每次 30 分钟，10 天为 1 个疗程，中间休息几天再灸。

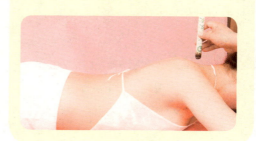